JN126232

Anger Management in Clinic Initiated by an Irascible GP

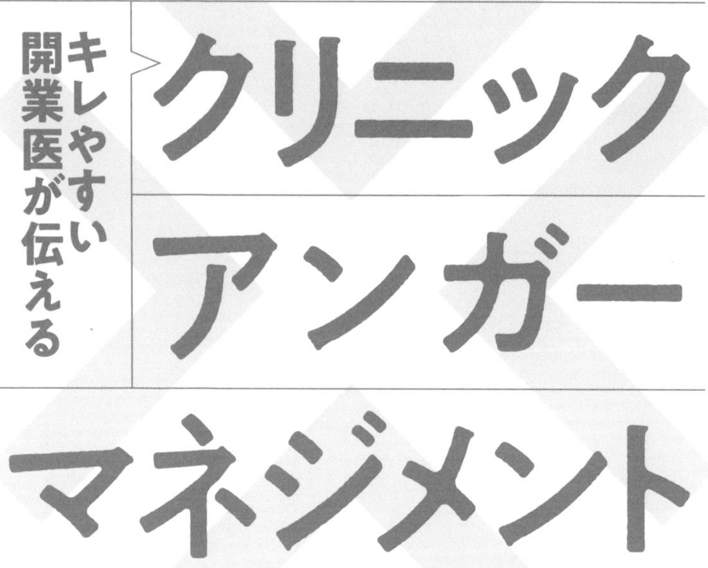


**梅岡比俊**

医療法人梅華会グループ理事長・開業医コミュニティM.A.F主宰

中外医学社

# はじめに

アンガーマネジメントは「怒りという感情と上手に付き合う」ための心理教育、心理トレーニングで、1970年代にアメリカで生まれたとされています。一般社団法人日本アンガーマネジメント協会はアンガーマネジメントについて「怒りの感情で後悔しないこと」とし、常に怒らない自分になることではありません。怒る必要のあることに対しては上手に叱り、怒る必要のないことに対しては怒らないようにすること、つまり、感情的にならずに怒りを自分でコントロールできるようになることがアンガーマネジメントです。

世の中は新型コロナウイルス感染症に揺れる2021年、以前より自著の出版でお世話になっている中外医学社の岩松さんから、ドクターのアンガーマネジメントに関する本を書いてみないか、とお話がありました。

開業してから13年が経ち、組織が大きくなっていくに連れ、自分の仕事のウエイトが、医師としてよりも経営者としてのものへと移行しています。さらに新型コロナウイルス感染症によるパンデミックなど、社会環境の変化によるストレスも増えたことで、考えなければならないことも増加しています。思うようにならないことが増えてくるとイライラし、些細なことにも腹が立つなど自分自身の怒りのコントロールがますます大切になっていることを実感しています。また、どのような状況下でもクリニック運営を軌道に乗せ、クリニックが発展していくために、欠かせないポイントの一つがスタッフも含めたアンガーマネジメントであることも13年間の経験でわかってきました。

私自身もまだまだアンガーマネジメントできているとは言いきれませんが、13年前に比べれば飛躍的に改善されているとは思っています。開業した頃、ただただ感情に任せて、時間と場所を考えずに自分の思い通りに動かないスタッフに声を荒げ、同じチームで働く上で重要な信頼関係が決定的に壊れてしまい、そもそもの問題の解決に繋がらなかったばかりか、クリニック全体の雰囲気はダダ下がり……。挙句の果てには採用したスタッフは辞めていくという事態を招いていたのを思い出します。

今は、少なくともスタッフたちとクリニックの理念を共有し、同じ目標に向かって協力しながら、それぞれの職責を果たしていると感じています。

クリニックという組織の中では、トップである私だけでなく、看護師さんをはじめとする医療従事者すべてが、自らをアンガーマネジメントする必要があります。組織のトップにいる院長が背中で示す、トップとしての私の在り方がスタッフに及ぼす影響は大きいと思います。私は元来アンガーマネジメントの達人ではなく、むしろ逆で怒りっぽい方なのですが、だからこそ、私の試行錯誤は同じ医師の方には参考になるでしょうし、自分にとってももう一度自分の在り方を見直すチャンスになります。自分と自分のクリニックのアンガーマネジメントに関するアレコレを書かせていただく意義は大きいと感じました。そこで、「ぜひ書かせてください」と二つ返事でこの本をお受けすることにしました。

今まで私は、経営者として様々な学びの場を踏んできましたが、アンガーマネジメントに関しては、本場アメリカで学ばれ、日本におけるアンガーマネジメントの第一人者、日本アンガーマネジメント協会代表理事の安藤俊介さんの『アンガーマネジメント入門』(朝日文庫）という本を読んだのが最初でした。

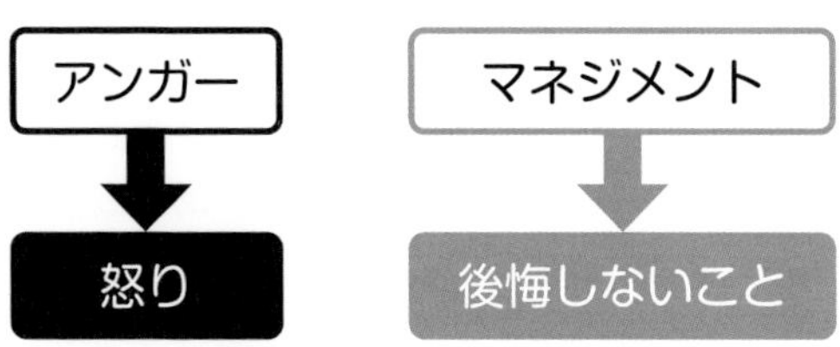


○ 怒る必要のあることは上手に怒れ，
怒る必要のないことはおこらないようになること

× 怒らないこと

◆ アンガーマネジメントとは

読んでまず、怒ることは人の持つ大切な感情の一つであるから、アンガーマネジメントにおいては怒りそのものは否定するものではない、と書かれているところに強く安心感を覚えました。そして、そこに書かれている「怒ってしまったことで、その自分を否定し後悔しないようにする」ための方法は、想像していたよりハードルが低く、これなら自分も取り組めるのではないかと思ったことを覚えています。

私は幼い頃から、経営者としては先輩である父が、しばしば部下を怒鳴っている場面をよく目にし、その様や空気感にとても不快な気持ちを持っていました。また父は、お酒を飲んで酔った時に、愚痴のように部下や知人の悪口を言っていることもありました。私はそれを嫌い、そういうことだけは絶対したくないとずっと思っていました。ですから、自分は大人になってもそうはならないつもりでいましたが、開業して経営者となった時、無意識のうちに自分も父と同じようにスタッフに怒鳴り散らしていたことにハッと気付いて落ち込んで、さらにストレスを溜めたこともありました。そのことについて安藤先生の本には、私たちの感情表現は両親、特に男子は父親のコピーと言っても過言ではない……と書いてあり、大いに納得することができました。また、そうわかったことでスーッと楽になり、「ストレス→怒り→さらなるストレス→さらなる怒り→ストレス」という負の循環を防ぐことができるようになりました。

何かとストレスの多い昨今、アンガーマネジメントに関する本は書店にたくさん並んでいます。私もこの本を書くにあたって多くの本に目を通しました。そしてわかったことは、アンガーマネジメントのノウハウの基本は同じ、安藤先生がアメリカから日本へ紹介し、日本アンガーマネジメント協会で提唱している方法を取り入れたものです。それらを読破したうえで、私にとっては、怒りやすい自分を根本から改善する方法の一つとして、マインドフルネス瞑想を取り入れることが自分の怒りという感情と上手く付き合うことに合っていると感じています。

私は、クリニックを経営する医師としての自身の経験をもとに、自分自身のアンガーマネジメントばかりでなく、スタッフへのアンガーマネジメント教育、さらには患者さんやスタッフからのクレームや自分に向けられた怒りへの対応についての私のやり方、私の取り組み方も紹介したいと思っています。なぜなら、クリニックをめぐる様々な怒りは、どのクリニックでもほぼ同じでしょうし、その怒りを上手くコントロールすることが、クリニックの発展につながると考えているからです。

先ほども言いましたが、私もアンガーマネジメントに関しては達人ではありません。また、私の取り組み方が誰に対してもベストなわけではありません。しかし、この本を読んでくださった皆様にアンガーマネジメントに興味をもっていただくこと、そして、実践してみようと思ってくださった方には、その際の一つのヒントになれれば幸いです。私自身もさらに怒りのコントロールが上手くなることを目指しながら、家族、クリニックの仲間や患者さん、友人……などなど、私の周囲の人たちみんなと楽しく活力ある毎日を過ごしたいと思っています。

医療法人社団梅華会理事長
開業医コミュニティ M.A.F 主宰
**梅岡　比俊**

# 目　次

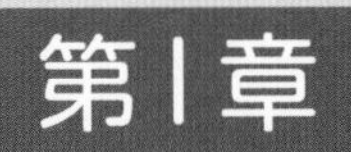


# 基礎編

# §1 アンガーマネジメントの“基本のキ”

私はこの本で、医師にとって重要な、自分自身のアンガーマネジメント、スタッフへのアンガーマネジメント教育、患者さんやスタッフの怒りの受け止め方について書きたいとお話ししました。とはいえ、私の考えを的確に読み進んでいただくためには、アンガーマネジメントの基本は知っていていただく必要があると考えます。そこで、まずは私が安藤俊介先生の本から得た知識のアウトラインを紹介します。

もっと深くお知りになりたい方は、ぜひ、先生の著わされた本を読み直してみてください。

安藤先生の主な書籍

『アンガーマネジメント入門』（朝日文庫）
『初めての「アンガーマネジメント」実践ブック』
（㈱ディスカヴァー・トゥエンティワン）
『怒りに負ける人、怒りを生かす人』（朝日新聞出版）
『誰にでもできるアンガーマネジメント』（ベスト新書）
『どんな怒りも６秒でなくなる』（リベラル社）
『怒りが消える心のトレーニング』
（㈱ディスカヴァー・トゥエンティワン）

など

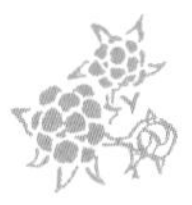

## 怒りの感情が生まれる仕組み

### 怒りの感情は自然の反応 —どう処理するかが肝要

この世に生を受けてから、今まで一度も怒ったことがないという



JCOPY 498-14826

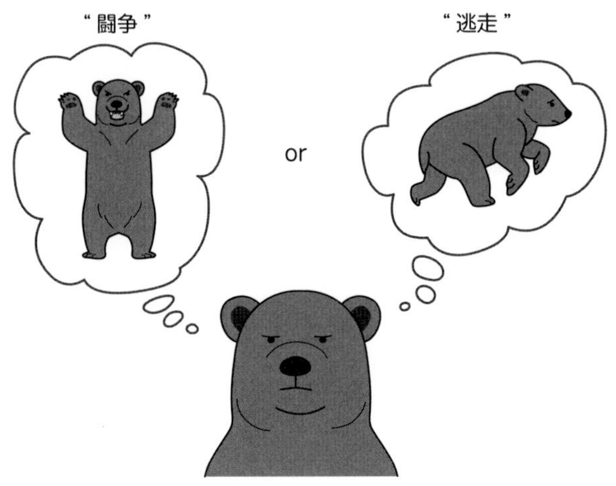


闘争か逃走か

人はいないと思います。なぜなら、怒りは動物が持つ生存本能の名残りだからです。これについて安藤先生は、自分の縄張りに入ってきた見知らぬクマと対峙するあるクマを例に話しています。自分の縄張りに入ってきたクマは自分の身を危険にさらす存在です。クマは自分の身を危険にさらすクマに対して「怒り」を持ちます。すると、アドレナリンが分泌されて心臓は高鳴り、大量の血液を体中に送って筋肉を緊張させ、戦闘態勢に入ります。相手に勝てると思えば飛び掛かり、勝ち目がないと思えば一目散に逃げます。怒りには動物にとって戦うか逃げるか（闘争か逃走か）の２つの選択肢しかありません。ヒトの怒りも基本的にはクマと変わりはありません。自分を危険にさらす相手に対して闘争するか、逃走するかの二者択一をするための命令なのです。

ですから、怒りは人の持つ本能で、不可欠のものです。それなのに、「怒ることは悪いこと」、「怒っちゃダメ」と思っている人は意外と多いのではないでしょうか？　私も、阪神地区で機械関係の中小企業の経営者だった父がすぐに部下を怒る姿を見て、すごく嫌だと思って反発しましたし、だから怒ることはいけないことだと思い込んでいました。ですから、いざ自分がクリニックを開いてみると、雑務に追われてイライラし、思い通りに動いてくれないスタッフに怒っている自分が、あんなに否定していた父親の姿に重なって、とても落ち込んだのを鮮明に覚えています。

しかし、安藤先生のアンガーマネジメントの本を読んで、私がイライラしてスタッフに声を荒げてしまうのは、怒りの感情そのものが悪いのではなく、怒りという感情の処理の仕方や表現方法が悪いだけだということがわかり、それだけでも楽になりました。とはいえ、人間は動物と違って感情や行動が少し複雑です。動物と同じように、闘争あるいは逃走をしていたのでは、上手く世の中を渡っていけません。そこで、必要になってくるのがアンガーマネジメントです。

一方で、怒りという感情の扱い方は、親からも学校の先生からも、もちろん医学部に入ってからも教えてもらったことがありません。しかし、様々な職業の中でも特に医師という職業は、怒りのコントロールが必要な職種だと私は思っています。それは、人を直接相手にし、たくさんの人たちとチームを組んで成果を出さなければならない職業だからです。また、ご自身の体調がすぐれず、ネガティブな精神状態でクリニックを訪れた患者さんを安心させ、できるだけポジティブな状態になって帰宅していただかなければならないからです。ネガティブはネガティブを引き寄せるといわれています。ですから、医師は、心身ともに健康で明るく活力あるポジティブな気をもって、ネガティブな気に包まれた患者さんに接しなければならないと思っています。怒りの発散はネガティブな気を出すものです。だから、クリニック内では、特に診察中は自分の怒りのコントロールをしなければならないのです。

## 医師におけるアンガーマネジメントの重要性

怒りの感情に対する具体的な対処法、つまり、怒りの感情と上手に付き合うための心理トレーニングがアンガーマネジメントです。この本を書くにあたり、学びを深めようとアンガーマネジメントに関する本を何冊か手に取ってみたのですが、その中の一つに『医師のためのアンガーマネジメント』（日本医事新報社）がありました。具体的なアンガーマネジメントの方法などについては、安藤先生が提唱してされていることを踏襲していると感じましたが、70 人以上の医師、主に比較的大きな病院に勤務されている医師がご自身の怒りのコントロール方法について書いておられました。70人おられればその方法は様々で、中には、数えきれないほどの怒っている人を見て分析すると、怒る行為には負の効果が多いことがはっきりしたので私は怒らない……と断言している先生もいらっしゃって、本当に驚きました。冷静に怒る行為の合理性を追求するという方法が、この先生のアンガーマネジメントなのだと思います。私はこの先生のように「私は怒らない」と言い切れるほど人間ができていませんが、怒ってしまった時の自分がどう見えるか、怒ったことで成果があったのかを客観的に見るよう努力しています。

開業医は、勤務医以上にアンガーマネジメントが必要だと感じます。自分の理想とするクリニックを目指して運営するためには、自分自身のアンガーマネジメントのみならず、スタッフのアンガーマネジメント教育もする必要があるのではないかと思っています。スタッフ間のいざこざに、多忙な院長の貴重な時間を取られるほど大変でもったいないことはありません。§3 で詳しく触れたいと思いますが、女性の思考についても知っておく必要が出てきます。女性の思考のプロセスを知っておくことはクリニックマネジメントにおいて大きな重要性を占めます。詳しくは拙著『クリニック人財育成“18”メソッド』（医学通信社）ご参照ください。院長が自身をアンガーマネジメントすることは、クリニック運営上の様々なマネジメントの中でも肝となる特に重要なものだと考えます。

## 「意味付け」行為が怒りを生み出す

安藤先生は、「怒りが生まれる仕組みを理解すれば怒りのコントロールがしやすくなる」とおっしゃっています。スタッフに教育するためにも、怒りが生まれる仕組みはぜひ押さえておきたいポイントです。怒りの感情は、①出来事が起こる、②出来事の意味付けをする、③怒りの感情が生まれる……という３つのステップで生まれると先生の本には書かれています。この中で重要なのは②の出来事の意味付けで、起こった出来事をどうとらえるかで、怒るか怒らないかが分かれるというのです。

例えば、朝出掛ける前に妻に買い物を頼んでおいたのに、帰宅すると買っていなかったとします。帰宅してそのことを知ってその出来事の意味付けをするわけですが、充分時間があるのに妻は忘れたと意味付けるか、今日中に買っておいてと言わなかったから仕方ないと意味付けるか、どちらの場合に怒りが湧くか、お話しするまでもないと思います。

この怒りの仕組みを知っていれば、何かにイラっとした時に、出来事の違う意味付けを探すことで少し心が落ち着き、怒りに振り回されることが減るのではないでしょうか？

## 「べき」が絶対ではないと知ろう

また安藤先生は、「べき」が裏切られると怒りが生まれるとも書いてあります。例えば、患者さんからのクレームについては、スタッフは院長に必ず報告して指示を仰ぐべきと思っていたのに、スタッフだけで解決してしまって院長には全く話がなかったらムカっとするかもしれません。しかし、私は、むしろそれはすばらしいことだと思います。患者さんのクレームに対して、自分で判断し即座に対応できるスタッフを育てることは、私のスタッフ教育の目標の一つです（もちろん事後報告は必要ですが……)。つまり、人によって「べき」は違うのです。

また、この「べき」にはもう一つ注意が必要です。出勤時間は守るべきとは、社会人なら誰しも思っているでしょう。例えば 9 時がクリニックの開院時間なので、スタッフの出勤時間は 8 時半だったとします。A さんは 10 分前の 8 時 20 分にはいつも出勤してきます。B さんはいつも 8 時半ぎりぎりです。このように、同じように出勤時間は守るべきと思っていても、A さんと B さんでは考えるイメージが異なります。

このように自分では当然だと思っている「べき」が絶対ではないことを知っていると、許容の範囲が広がって怒りが生まれることが減るのです。

## 心のコップにネガティブを溜めない ―第一次感情と第二次感情

安藤先生の本には、もう一つ大切なことが書いてありました。怒りを感じる前には必ずある感情を感じているというのです。その感情を第一次感情と呼び、「つらい、苦しい、寂しい、悲しい、不安、痛い」などのネガティブな感情で、怒りという感情は、その次にくる第二次感情なのだそうです。安藤先生は、心の中のコップに例えて説明されています。私たちはストレスの多い現代社会で生活していると、心の中にある感情のコップに、毎日のようにネガティブな第一次感情が少しずつ注がれていきます。コップがいっぱいになっている時に何かのきっかけがあると怒りという第二次感情が噴き出すというのです。

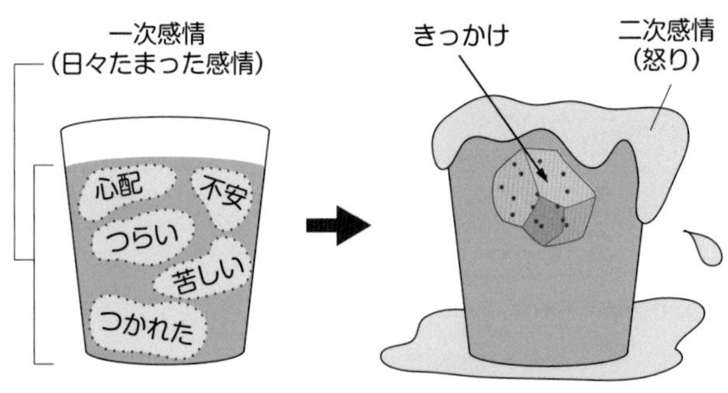


◆ 怒りがあふれる仕組み（一次感情と二次感情）

私自身を考えてみると、クリニック運営に問題が生じていたり、少し風邪気味で体調に不安があったり、トライアスロンのレースが近いのに思うようにトレーニングする時間が取れなかったり、つまり自分の中に不安やイライラが溜まっている時に、通常なら大目に見られるスタッフの些細な行動に腹を立てて、声を荒げていたことに思い当たりました。

そうならば、第一次感情を溜めないようにすることが必要ということになります。イライラを感じているような時は、心の中のコップにネガティブな感情がいっぱいになっているのかもしれません。そのような時には、少しの時間でいいのでリラックスしたり、自分の好きなことをして心と体を元気にするように……とは安藤先生からのアドバイスです。

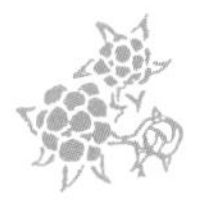

## 怒りの解決方法

本節で述べる対処法も安藤先生の受け売りです。とっさの怒りへの対処法は、大きく分けて二つと先生は言います。一つは「その場セラピー」、イラっとしたその瞬間に気持ちを落ち着かせる方法です。もう一つは「体質改善セラピー」、自分の怒りのパターンや思い


JCOPY 498-14826

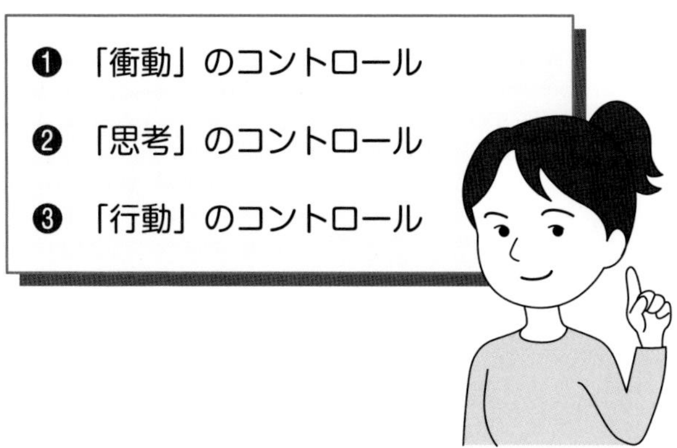


◆ アンガーマネジメントのテクニック

込みに気付き、怒りにくい自分をつくっていく方法です。

## その場セラピー

イラっとした時の気持ちをコントロールする「その場セラピー」には、①怒りのレベル分け、②魔法の言葉を唱える、③思考を停止する、④物を観察する、⑤その場から離れる、⑥楽しいことや好きなことを考える……などの方法があります。

怒りという感情は湧き出てから 6 秒経つと落ち着き、感情に任せた行動を取ったり、感情に任せた言葉を発せずに済むといわれています。「その場セラピー」は、その 6 秒という時間をいかにして取るかだと私は解釈しました。

### ① 怒りのレベル分け

「絶対に許せない」をレベル 10、「怒りを感じない」をレベル 0 として、その時感じた怒りを 10 段階で評価する方法です。

レベル分けの効果は二つ、点数をつけることに集中することで、怒りに向かっていた気持ちにストップがかかることと、そして、怒りを客観視することで小さな怒りに捕らわれずに済むことです。最初は判断に迷うでしょうが、レベル分けを繰り返すことで、自分がどの程度の怒りを感じているのかが掴めるようになるそうです。

### ② 魔法の言葉を唱える

イラっとした時にあらかじめ用意してある自分が落ち着く言葉を自分に掛けることです。カーっとなった時に周りの人から「その気持ちわかるよ」とか「気にしないで」とか言葉掛けをしてもらって、気持ちがスーッと楽になった経験は誰にでもあるのではないでしょうか？　周囲に人が居なくても自分で声掛けをすればそれと同じ効果が得られます。魔法の言葉は「気にしない気にしない」とか「明日には忘れているよ」とか、何でもOK。アンガーマネジメントでよく言われる最初の６秒をやり過ごすためにも、ゆったりとした口調で自分に語り掛けると自然と心が落ち着いてくるでしょう。

### ③ 思考を停止する方法

怒りを感じた時に、頭の中で「ストップ！」と大声で唱えて何も考えないようにする方法です。怒りを感じた時には頭の中には、「私はそんなつもりじゃないのに」、「どう言い返してやろうか」など次から次へと様々な考えが浮かびます。すると、思考がどんどんエスカレートし「いつもこんなことを言われる」とか、「私のことを馬鹿にしている」とか、余計なことまで考えて怒りがドンドン膨らんできます。怒りが怒りを呼ぶのです。それを防ぐのが思考の停止です。頭の中を真っ白にすることで怒りの感情に振り回されて反射的に余計なことをしてしまったり、言ってしまうのを防ぐことができます。

### ④ 物を観察する

イライラした感情に囚われ、何かが手に付かない時に役立ちます。何かにイライラして、しなければならない重要なことに集中できない時は、目の前にある物を観察してみましょう。観察するものはスマホでもボールペンでも形のある物なら何でもいいです。その物の形や色、ついている汚れなどを見て、「このスマホは大きいな」とか、「黄色いスマホは珍しいな」などと捉えていると、他のことは考えられなくなります。自然とイライラから解放されているのです。

### ⑤ その場から離れる

その場から離れることは、人から失礼なことをされたりして、怒りをこらえようとしてもどうにも収まらない時に有効です。「今、ちょっとトイレに行ってくるから戻ってきたら話そうね」と、その場に再度戻ってくることを伝えてその場を離れましょう。そうすれば相手や周囲の人に不信感を与えずに済みます。その場を離れた後は、深呼吸やストレッチなど、身体をリラックスさせることがお勧めです。

### ⑥ 楽しいことや好きなことを考える

イライラに支配され、「あの時もそうだった」などと過去の出来事まで思い出しているとマイナスのスパイラルに陥り、ポジティブな精神状態からどんどん遠ざかってしまいます。イライラする感情を無理に忘れようとしなくても、楽しかった出来事や楽しかった時の体の状態を思い出したりすることで、心も体もポジティブな状態になり、イライラしていたことが気にならなくなります。

カッとしたその時に怒りをコントロールする６つの方法を紹介し

ましたが、全部を行わなくても、自分に合ったもの、その場面に合ったものをどれでも実践すればいいと私は思います。また、開業医のアンガーマジメントの相手は患者さんや部下であるスタッフですから、⑤のその場から離れる方法は必然的に行えません。とにかく、イラっとしたその瞬間に怒りを爆発させることにストップを掛けられれば、アンガーマネジメントの第一段階はクリアです。

## 体質改善セラピー

そして、次は「体質改善セラピー」のトレーニングをしてほしいと思います。体質改善セラピーは、すぐに怒りを爆発させやすいという自分の癖そのものの改善を目指すため、少しハードルが高く、時間を掛けて少しずつ身に付けるものだと思います。

体質改善セラピーには、①メモを取る、②怒りのパターンを知る、③不要な思い込みを変える……以上の三つの方法があると安藤先生は言います。

### ① メモを取る

まず最初に取り組む作業です。私たちは生活するうえで様々な場面でイラっとしたり、怒りを感じたりすると思いますが、不思議なことに時間が経つと詳しいことは忘れてしまうのが通常です。極端な場合は、けんかしている最中に何でけんかしているのかわからなくなることも……。忘れるくらいの怒りなら放っておけばいいと思うかもしれませんが、自分がどんなことやどんな状況で怒りを感じやすいのか、その傾向やパターンを知るためには、ムカつくくらいのちょっとした怒りでも、その時その時にメモし記録することが対質改善セラピーの第一歩です。

メモする内容は、ⓐいつ、ⓑ何が起こって、ⓒ自分はどう行動したか、ⓓその時の怒りの強さレベル……の４つだけです。コツはその場ですぐに書くことで、目的は自分の怒りのパターンや傾向を知ることですから、怒りの原因や解決方法などを考える必要はありません。こうすることで最初の６秒をやり過ごせるので、気持ちを落ち着かせるその場セラピー効果もあります。診療中にはできませんが、診療以外の時に簡単でいいので怒りのメモを取ってみましょう。21 日間を目標に取り組むことが望ましいそうです。

### ② 怒りのパターンを把握する

メモが貯まってきたら、怒りのパターンを把握しましょう。

まず、自分はどのような状況で怒りを感じることが多いかを見てみましょう。その時の時間や場所、相手、出来事、自分の行っていたこと、体調や心の状態を確認するのです。そこにはある一定のパターンが見えてくるはずです。気付いたことを書き出してみましょう。そして、その怒りを感じた時にあなたはどんな行動を取っていましたか？　怒りを即座に相手にぶつけていた、不機嫌な態度を示していた、黙ってやり過ごした……等々、自分のとった行動にも一定のパターンが見えてくるはずです。これも書き留めておきましょう。さらに、その結果がどういう結果をもたらしたかを考えてみます。即座に相手にぶつけて人間関係がギクシャクした、黙って我慢したことでさらにストレスが溜まった……等々、自分のとった行動がよい結果をもたらしたのか、あるいは悪い結果をもたらしたのか、また、自分はその結果に満足しているか、などなど、気付いたことを書き出します。

私のパターンとしては、自分の自由を侵害するようなメッセージを受けた時に素直にそれを受け止めにくい、カチンときてしまうということがわかりました。例えば、「あるセミナーに参加して経営に関する知識を深め、クリニック運営に役立てたいので明日は外来に出ない」と私が言った際に、「先生は外来に出ないで勉強と称して好きなセミナーに急に参加するなんて困る」とスタッフに言われたとしたら、カチンときます。いや、それ以上に爆発寸前かもしれません。現在は、私のスケジュールは皆と共有していますし、私の理事長としての務めをしっかりとスタッフに伝え、そのためには診療以外にもしなければならないことがあるとも話してありますから、梅華会にそのようなことを言うスタッフはいないと信じていますが……。

自分の怒りのパターンを把握しておくと、イラっとした時にこれは自分が怒るパターンだとわかるはずです。すると、ここで怒りの感情に振り回されて行動すると良い結果は得られないことが多いと予測できます。それが予測できれば、怒りを抑えられる、いえ、怒る気にならなくなります。これは私の怒りのパターンだぞ、とわかれば落ち着いて対処できるようになるのです。

そこまでできたら、次は怒りの原因自体を解決する方法を考えていきましょう。例えば、レセプトなど何かの提出期限が近付くとイライラするということがわかれば、余裕をもって計画を立てればイライラしなくてすみます。前述の私の例ならば、私はクリニックを発展させるためにセミナーに参加して勉強しなければならないから、その日は○○先生に代診をお願いする、ということをスタッフに納得してもらえるように、前もって話しておけばいいわけです。

### ③ 不要な思い込みを変える

怒りのパターンが分析できただけでも既にアンガーマネジメントしていると言えると思うのですが、さらに、怒りの仕組みのところでお話しした「べき」に対する対処法をお話ししたいと思います。これが不要な思い込みを変えることです。

今まで取ってきたメモを見ると、ご自身の「べき」が見えてきます。例えば、会う約束をしている人が遅れてきた時にムカっとすることがあるかもしれませんが、これは約束の時間は守るべきと思っているからです。これが出入りの業者さんだったら、もっと腹立たしいというように、相手によっても「べき」の基準は変化します。

さらに、怒りを感じるまでの時間には個人差があります。待ち合わせ時間の場合、A さんは待ち時間 10 分でイライラし、B さんは 30 分経っても平気……というように、守るべき時間に対する許容範囲には個人差があります。どの「べき」が正解ということではないと思いますので、ご自身の「べき」が、周囲の人に迷惑を掛けたり、自分を苦しめたりするなど、マイナスな「べき」であれば、これを変える必要があると思います。とはいえ、自分の「べき」を改めるにはとても時間が掛かります。ですが、そこが変われば怒りの問題を根本から解決できるのです。

とはいえ、どうしても譲れない「べき」もあると思います。必要な「べき」です。例えば、スタッフの身だしなみについて、若い女性の間ではヘアカラーやネイルアートは当たり前の時代だそうですが、私のクリニックのスタッフには許していません。様々な価値観の患者さんがいらっしゃるクリニックのスタッフは、「自然のままでいるべき」と私は思っているからです。

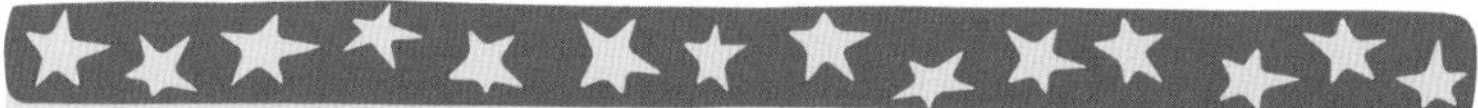

# §2 医師にとってのアンガーマネジメント

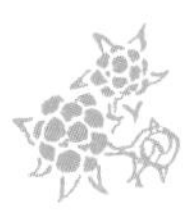

## クリニックのスタッフに対するアンガーマネジメント

私たち医師、特に開業医が仕事上で自分自身のアンガーマネジメント能力が試される場面は、大きく分けると、対スタッフと、対患者さんです。まず、対スタッフでいうと、自分の思った通りにスタッフが動いてくれないとき、例えば、検査に必要な備品あるいは薬剤に欠品が出てしまい患者さんに迷惑を掛けてしまった場合、つい検査担当スタッフに声を荒げてしまったという経験をお持ちの方は結構おられるのではないかと思います。

ある程度継続して病院やクリニックに勤められた看護師さんに対するあるアンケート結果によると、約９割の看護師さんが医師から反射的に怒りをぶつけられた経験をもっていると回答しています。我々は、一日のほとんどを体調を崩した患者さんからマイナスのエネルギーを受けながら過ごしているといっても過言ではありませんから、常にストレスにさらされている状態です。開業医であるなら診療以外の様々な業務も多くて手一杯、心の中のコップはストレスで満タンになっていることも少なくありません。そんな時にスタッフのちょっとした行動や発言でムカッとしてしまうのも頷けます。

しかし、そのような場面でスタッフを怒ったことで良い結果は得られたでしょうか？　ギリシャの哲学者であり数学者のピタゴラスの言葉に「怒りは無謀をもって始まり、後悔をもって終わる」というのがあります。私の経験から言えば、怒って効果的だったことはゼロではないですが、ほとんどは失敗に終わっています。感情のままに怒ってしまうと、相手は怒られたことで萎縮してしまい、怒られた内容やその理由を咀嚼できないことが多く、本来伝えたかった問題の根本解決につながらないのです。反感を持たれるのが関の山、チームとして最適な医療を患者さんに提供するためには、医師とスタッフの信頼関係が何よりも大切なのに、結果は真逆。自分の怒りをダイレクトに発散したことで、スタッフとの関係がギクシャクしてしまい、クリニックの雰囲気は暗くなってしまう。つまり、後悔だけが残ることになってしまいます。

アンガーマネジメントが少しは改善された今の私でも、もちろんスタッフを叱ることはあります。感情で怒ることは良い結果を招かないとはいえ、自分がその場セラピーを行って怒りの感情を抑え、スタッフが改めなければならないことを黙認する……というのでは本末転倒です。また、怒りが湧くというのは、相手を認め、期待している証拠でもあります。なぜなら、全くの見ず知らずの人に対しては、命にかかわるような余程のことがない限り、イラッとしても本気で怒ることはしないはずです。つまり、スタッフの成長を願って愛情をもって叱るのはとても大事なことなのではないでしょうか。スタッフも院長が怒りの感情を発散しているのか、それとも自分の成長のために愛情をもって叱ってくれているのかは感じてくれると思います。

ですから、私は叱ってでも直してほしいことは叱ります。でも、その場で叱ることは、現在はありません。大勢の前で、特に患者さんの前で叱ることはしませんし、ミーティングなどの席で個人を特定して叱ることもありません。その理由の一つは、相手にもプライドがあるからです。もう一つは、自分も相手も双方が冷静な心持ちにある状態でどうすべきかを伝えないと、理解してもらえないからです。自分の気持ちを整理したうえで、相手の行動や発言についてその時感じた自分の気持ちと、どうして叱っているのかを伝えます。それと同時に相手の言い分も聞き、それに共感する必要もあります。できるだけカウンセリング時間などを利用して、院長が目指しているのはどういうもので、それにはスタッフにはこうして欲しいと伝えるようにしています。もちろん、スタッフにはスタッフなりの考えや理由があっての行動や発言と思うので、それもしっかり受け止めて、日頃の頑張りをねぎらうことも忘れないようにしています。

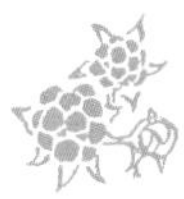

## 患者さんに対するアンガーマネジメント

次に患者さんの発言や行動で私が怒りを覚える場合についてお話したいと思います。昨今はインターネットの発達により、様々な情報が溢れています。例えば、現在世界中を震撼させている新型コロナウイルスに関する情報を見ても、眼からうろこの最新治療情報から全く根拠のない疑わしい民間療法まで、ネットを見ていれば次から次へと目に入ってきます。それと同様に、患者さんは自分の病気やその治療方法も、これもまた先進治療から標準治療、はたまた民間療法まで色々知ることができるのが現在です。一人1台スマホを持つようになった現在、ご自分の病気に不安を持った患者さんやご家族が、自分で病気について調べる機会は、これからますます増えると思っています。

ご自身の病気や体調に興味を持ってもらえることは、ある意味とてもありがたいことなのですが、時として困ったことにもなります。私の場合、患者さんが診察前からご自身で病名を決めつけていたり、再診時にネットで調べてきたから治療を変更してほしいと言われたときにムカっとすることがあります。先日もある患者さんから「ネットでググったら先日処方されたこの薬にはこういう副作用


JCOPY 498-14826

があると書かれていたので、こちらの薬に変更してください」と言われてカチンときました。当然、薬の副作用についても承知のうえで、今までどれくらいの患者さんにこの薬を処方してきて、効果についてはどれくらいという手ごたえを基に処方しているのに、ネットの情報のほうを信用するのか……と残念だったといいますか、患者さんの言い方もあったのでカチンときました。ご自分で薬を指定せずに「副作用が心配だから薬を変えてくれませんか？」と相談いただければ、おそらくカチンとはこなかったでしょう。

それにしても、初診の際には副作用についての説明もしましたし、患者さんも当然同意していると思っていたのです。ですが、それは私の思い違いだったのでしょう。もっと、患者さんの顔色を見るといいますか、表情を見たり、声のトーンを観察して迷いがあることを察するべきだったのだと思います。また、診察室では話したことの10分の2も患者さんは理解していないということは重々承知していたはずだったのに、とても反省しました。

対患者さんで私が思うのは「相手に変わってもらうことはできない」ということです。私の怒りをコントロールするのは自分自身です。ですから、私は「変われるのは自分だ」と肝に銘じています。

クリニックを開業して感じることですが、患者さんが医療機関や医師に求めるものは病院とクリニックでは異なるのではないでしょうか。大きな病院は命に関わる病気の方が、提供される医療技術を求めて通院あるいは入院する傾向があり、クリニックは体の不調からくる不安の解消を求めて患者さんが通院されるように感じるのです。医師である自分は一刻も早く治して患者さんを病気から解放してあげたいという想いでアグレッシブな治療を選択しても、それは患者さんの想いとは一致しないのかもしれません。患者さんはクリニックを受診して大病でないことがわかったことで安心し、時間を掛けてでも、できるだけ負担のない治療法を望んでいるかもしれません。このボタンの掛け違いが患者さんの怒りの原因になることも考えられます。そこで、治療法についてはいくつかを提示して説明し、患者さんに納得して選択してもらう必要があると思うのです。

とはいえ、人には相性というものがあります。これは医師とて同じです。そして、治療に関して医師が患者さんに引っ張られるのは絶対に避けなければならないと思っています。我々医師には、医師法により、訪れた患者さんは必ず診察しなければならないという義務がありますが、逆に言えば、患者さんには医師を選ぶ権利があるのです。どうしても良い関係性が築けなくて、時間ばかりを取られ、他の患者さんにまで迷惑が及ぶようなら、最終的には、該当患者さんには「ほかのクリニックも紹介できますがどうですか？」という提案をするのもありなのではないかと思っています。

相性が良くないとお互いがストレスを溜めるばかりで、決してポジティブなエネルギーをお渡しすることができないですから、その患者さんのためでもあると思うのです。

私は、医師、特に開業医は、患者さんから受け取ったネガティブなエネルギーを受け止め、治療が終了する時にはポジティブなエネルギーを患者さんに返してあげるべきと思っています。昔から「病は気から」と言います。私は、患者さんには、「先生に診てもらったら、不安が消えて楽になった」そう言って帰宅してほしいと願っているのです。そのためにも医師はアンガーマネジメントが必須だと考えています。

# §3 なりたい自分に目を向ける

## 私の「なりたい自分」

人は皆不完全です。私自身もアンガーマネジメントに関する本を執筆しながらも、モヤモヤしている自分を感じています。と言うのは、少しは自分自身のアンガーマネジメントができるようになったので、皆さんに何かお伝えできることはあるかな……と思う反面、お恥ずかしい話ですが、人一倍スタッフを怒ってきて、アンガーマネジメントについてはまだ道半ばの私がこれを書いていいのかな……とも思うわけです。ですが、そんな私であるからこそ、その経験をお伝えし、クリニックの運営に役立ててもらえるのではと思い直して、また原稿に向かっているわけです。

現在、私は不完全だけれども、ありのままの自分を受け入れて、その中でできることに全力を尽くそうとしていますし、アンガーマネジメントも出来て、人望も厚い人物という理想像を持っています。今の自分を認識したうえで、なりたい自分を見据えて、そのギャップの解消に努めているのです。

「今怒りを感じて怒っている自分は、なりたい自分と比べてどうですか？」これが私の魔法の言葉です。イライラして怒りそうになったら、理想の自分を思うことにしているのです。

私のなりたい自分のロールモデル、理想の医師は、北海道は札幌におられます。2004 年から 3 年間、勤務医としてお世話になった耳鼻咽喉科麻布病院の大橋正實理事長です。大橋先生が人を怒っている姿は見たことがない、と言っても過言ではありません。仕事に対しては常に厳しかったですが、その指導には優しさが溢れていて、皆を包み込む度量がある方です。だからこそ多くの人が先生の周りに集まり、麻布病院は素晴らしい組織だったと感じています。その大橋先生は、何か問題が起こると、誰彼を非難するのではなく、次はどうすればいいのかを真っ先に考える方でした。

私の場合、理想像は既にあるわけですから、後は、理想の自分に意識を持っていけば、ムカッと思う瞬間の怒りに振り回されることはなくなります。否、なくなるはずです。「こんな時、大橋先生ならどうするだろう？」。問題に直面するたびに、私は先生を想います。私の法人は現在総勢 100 人くらいの組織となりましたが、私にはまだ次のステージがあると思っているので、自分自身の人格を磨き続け、大橋先生のように人望が厚く、社会に対してもっと影響力を持てるような人になりたいと思っています。

## 怒らない世界を知る ―24 時間アクトカーム

なりたい自分に目を向けることは、アンガーマネジメントでも推奨されています。「アンガーマネジメントは、ソリューション・フォーカス・アプローチ（解決策に焦点）をベースにしています」と、アンガーマネジメントの第一人者、安藤先生の著書にも書いてあるのです。なぜ自分は怒るのかという原因を追究するよりも、自分は怒りをコントロールしてどのようになりたいのかを思い描くことが、アンガーマネジメントには大切なのです。怒りの原因を追究していると、その怒りの感情そのものを思い出し、怒りを強めてしまったり、新たな怒りを生んでしまうことがあるので、怒りのコントロールがうまくできないうちは、原因の追究はしないほうがいいのだそうです。

私のようにロールモデルがある場合は、自分の理想像を想うのは簡単なのですが、ない場合には、安藤先生の本になりたい自分の思い描き方のテクニックが紹介されています。

例えば、一日の間と時間を決めて、実際の感情はどうであったとしても、表面的にはとにかく 24 時間怒ることなく穏やかにふるまう、「24 時間アクトカーム」という手法が紹介されています。これは、自分が怒らないと周囲はこんな反応をする、ということを実体験するものです。たとえカチンとくることがあっても、「今は 24 時間アクトカーム中だから、怒らない自分を演じる」と強く思ってグッとこらえるのです。こうすることで、自分にどのような変化があるのか、周囲の人（スタッフ）にどのような変化があるのか、周囲の人が自分を見る目にどのような変化があるのか……を知ることができます。

自分の行動を変えるだけで、周りの人の反応が変わることを実感するのは、アンガーマネジメントを実践するうえでとても大切なことだと先生はおっしゃっています。そして、あなたが怒らないと、あなたが思っている以上に多くのメリットを実感することができるのだそうです。

休憩室

# 現場の声①：Sさんの場合

私はここ何年か本気でアンガーマネジメントに取り組んできたのですが、実際のところスタッフはどう感じているのか知りません。そもそも私がずいぶん努力をしていることを知っているのかもさえも、私にはわかりません。

今回、この本を書かせていただくに当たり、私自身もそのことにすごく興味が出てきました。本の中で私のアンガーマネジメントは改善されたと書いてきたのに、スタッフが全然感じていなかったらどうしよう……という気持ちも少々ありますが、感じ取ってくれていることを信じて、長く私と一緒に梅華会の発展に努力してくれている3人のスタッフに聞いてみました。

現場スタッフに書いてもらった感想をそのまま紹介します。スタッフが院長に対して感じていることは、どのクリニックでも大きな差はないのではないかと考えます。梅華会のスタッフたちの声を聴いて、彼女たちは何を感じて毎日働いているのかを読み取っていただけたら幸いです。

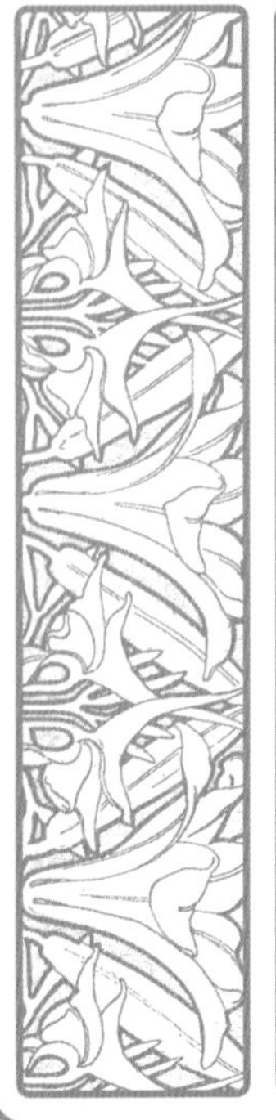

## 理事長の以前、現在

### 以前の理事長は？

- 自分の思い通りにいかないとすぐ怒る印象が強かった。
- 受付からカルテがスムースに回って来なくて、診察室内に空白の時間が生まれた場合、「カルテはまだ回ってこないのか」と机の上で指をトントントン……といら立ちを現わしていた。
- クリニックでは電子カルテへの入力はクラークがするが、クラークは常に院長からの無言のプレッシャーを感じており、そのプレッシャーが元でミスを連発することもあった。
- 診察終了後、患者さんが診察室から出られる頃にカルテが完璧に出来上っていない場合、理事長がイメージしているとおりのカルテが出来上がるまで、具体的な修正点を提示しないで、無言で修正が終わるのを待っていた(その時の重圧は言葉では表せないぐらい重たかった)。

・ミーティングの時、進行がスムースに進まない場合は全員の前でファシリテーターを批判した。

・ミーティング中に意見を言おうとしても、話し終わる前に自分の意見をかぶせてきたり、怒鳴るような口調で話をされたりするため、内容よりもその雰囲気によって自分を否定されているように感じてしまった。

現在の理事長は？

・一瞬カッとなってしまっても、「さっき感情的になってしまいました、ごめんなさい」と自分から謝るようになった。

・自分と意見が違った場合でも頭ごなしに否定するのではなく、「何でそう思ったのか」という理由を深く聞いてくれるようになった。

・忙しい診察の合間でも、ちょっとした会話を患者さんやスタッフと楽しむようになった。

・私以外のスタッフに対して理事長が冷静になれなかった時、「さっき怒ってしまった件、○○さんは僕の立場だったらどうしてた？」と相談してくれるようになった。

・「自分の時間の使い方、優先順位について否定されると感情的になってしまう」と、理事長の怒りのポイントを理事長自身で理解するとともに、スタッフにもそのポイントを伝えてくれた。

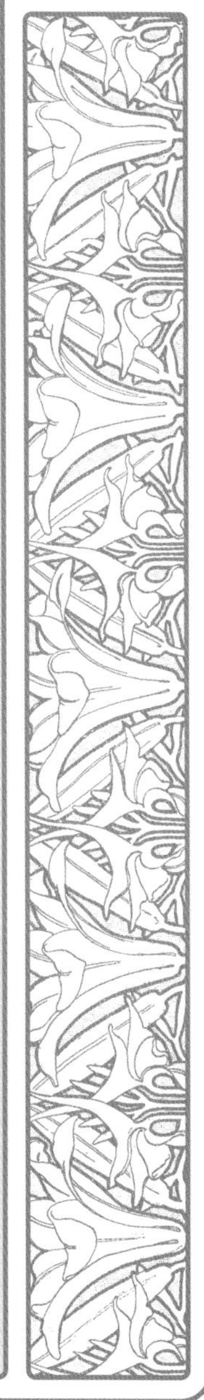

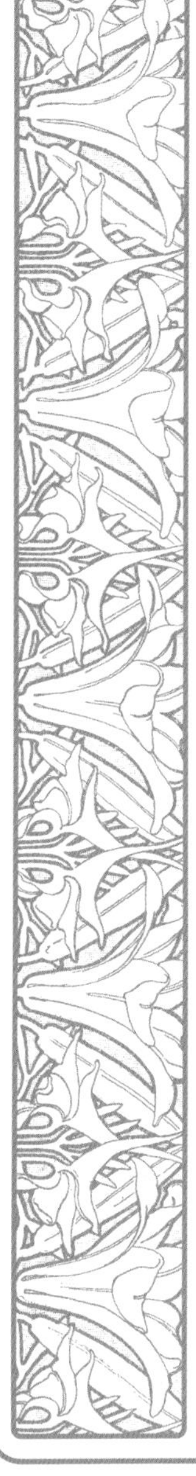

### 理事長の行動で受けた自分の感情

**以前の理事長に私が受けた感情は？**

・思い通りにいかないとすぐ怒るから、その場しのぎで意見を合わせておこう。
・プレッシャーを与えると余計ミスが出るのに、プレッシャーが効果的じゃないことに気付いていないのかな。
・無言のプレッシャーをかけても患者さんの待ち時間は減らないどころか、スタッフが萎縮してなおさら時間が掛かること、つまり、自分が待ち時間を延ばす原因の一部をつくっていることに気付いていないのかな。
・何を言っても結局否定されるなら、もう何も言わないようにしよう。

**現在の理事長に私が受ける感情**

・怒ってしまうことは誰にでもある、それを自分で気付いて謝れるところが人として尊敬できる。
・どんなに意見が食い違っても歩み寄ろうとしてくれるので、なんでも相談してみようと思える。
・理事長も「自分自身もっと良くなりたい」と思っているのだなと親近感をもつようになった。
・どのようにすれば怒りをコントロールできるのかを考えていることがわかるため、協力したいと思えるようになった。
・一方的に指摘されているという感覚ではなく、一緒に考えようとしてくれていると思えるようになった。
・押しつけではなく、自分の考えを伝えたうえで本人がどうしたいかを聞いてくれていると感じるようになった。

・理事長自身が、自分のことをもっと良くしたいと思っていることが伝わるため、私自身ももっと成長できるよう指摘を受け入れようと思えるようになった。

### ご自身への影響

・理事長にならって、どういう時に怒りの感情が芽生えるかを分析し、そのシチュエーションが起きた時の対処方法を考えるようになった。
・感情的になってしまった時、そのことを自ら相手に謝れるようになった。
・冷静になれない時は、その場を離れようとするようになった。
・自分が感情的になり続けたら、周りの人とどのような関係性になるかを自身の経験から予測してブレーキをかけられるようになった。
・「私はこう感じたんだけどどう思う？」と、相手の意見も尊重して建設的な話し合いができるようになった。

### 理事長の変化によるクリニック運営への影響を感じたか

・理事長に対して意見を言いやすくなったので、経営メンバーだけでは見えなかった現場目線の課題を経営陣が扱えるようになった。
・自分の立場だけでなく、相手の立場だとどう見えるのかを考える組織風土が根付いてきた。

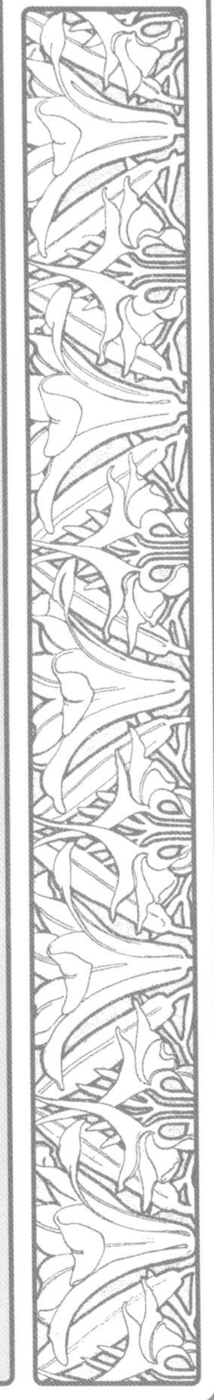

# 第Ⅱ章

# 実践編

# §1 効果的な怒りの伝え方

ここからは、安藤先生のアンガーマネジメントを踏まえたうえで、私のアンガーマネジメントの歩みについてお恥ずかしいことも包み隠さず書くことで、皆さんのクリニック運営に役立てていただきたいと考えています。それは、医師である私の課題が、これを読まれる医師である皆さんの課題と重なる部分が多いのではないかと思っているからです。

## 変えようとする勇気と、受け止める落ち着き

上手なコミュニケーションを得るためには、相手を変えることはできないのだから自分が変わろうと理解はしていても、自分を変えることはなかなか難しいことです。アメリカのある神学者の祈りに「自分には変えられるものを変えようとする勇気を、変えられないものに対してはそれを受け止める落ち着きを、そしてその二つを分別するための知恵を与えてください」という一節があるのですが、まさにこれがアンガーマネジメントの基本を表しているのではないでしょうか。神学者でも祈っているくらいなのですから、凡人の私が自分を変えるのは、なかなか難しいです。

## 「自分は万能」を捨てる

医師は、子どもの頃から現在まで、過去のほとんどの場面で能力があると言われるグループに属してきたと思います。すると、知らず知らずのうちに他人が無能に見える……本当に情けなく愚かなことなのですが、開業当時の私はクリニックにおいては何事においても私が一番で、スタッフよりすべての能力が上と思っていました。

もちろん医師としての自負や自尊心を持つことは医療を提供するうえでは大事なことなのですが、例えば、患者さんに対する心配りとか、思いやりの心は看護師さんのほうが総じて優れているでしょうし、受付や医療クラークというスタッフがいて、患者さんの導線をコントロールしてくれるからこそ、医師は診療に専念できるのです。クリニックはそういったポジション同士がその役割をしっかり担って成り立っているのに、そのことを心の底から気付いたのは開業からしばらくして、分院を持った時からでした。それまでの私は、何から何まで自分で考え、自分一人で行い、スタッフにはトップダウンで指示を出し、思うように動いてくれなければ怒りをまき散らしていたのです。

しかし、分院を出して一人ではどうにもこうにも手が回らなくなった時、自分一人ではクリニックは成り立たないことに心底気付かされました。それからは、院長である私はスタッフに助けられて自分の使命を果たしているのだということを肝に銘じ、分院の院長は元より、スタッフができることは全てスタッフに権限を委譲し、トップである私はトップにしかできないことに専念しています。権限を委譲し、業務を任せると、私が怒りを感じる場面はグッと減りました。スタッフがどうしても解決できない問題が発生した時のみ相談しにやってくるのですから、必然的にどうすればいいのかに焦点がいくからです。さらに、権限を委譲したことで私が想像していた以上にクリニックの発展のための成果が出たことは特筆したいと思っています。

まさにこれがチーム医療で、「自分は万能」という間違った認識を変えた時から、私のアンガーマネジメントも始まったのだと思います。

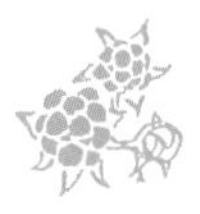

## 相手を理解する

私は、相手を理解することが自分が変わる近道ではないかと考えています。なぜなら、私が対スタッフで怒りを感じる場面では、突き詰めるとお互いの価値観の違いに起因していることが多いとわかったからです。安藤先生も本の中でおっしゃっていたのですが、現在は本当に価値観が多様化してきています。一億総中流社会、終身雇用、年功序列……私が育ってきた時代が終わって、働き方一つをとっても様々で、新型コロナウイルス感染症の影響もあって、基本在宅という働き方もある世の中になりました。当然、個人個人の価値観も様々、そしてどれが正解・不正解という話ではありません。

そこで、相手の価値観と自分の価値観の違いに気付き、相手の価値観を知り、尊重まではしなくとも理解していれば、少なくとも自分の価値観を押し付けたり、瞬間湯沸かし器的に自分の価値観で怒ったりすることは少なくなります。相手に改めて欲しいことは、その場で怒るのではなく、冷静になってから自分の価値観を伝え、自分はこう思うから、あなたにはこうして欲しいと伝えればいいのです。

### 根底にある考え方とアンガーマネジメント

実は、私はアンガーマネジメントを考える以前に、ある方からコーチングを受け、その際に自分の内面を覗く機会がありました。その時、私は両親、特に父親からの影響を非常に受けていることがわかりました。自分自身では全く意識していないことでしたが、これらは私の価値観となっていたのです。そう思って自分の考えや行動を振り返ってみると、納得できることがたくさん出てきました。

目上の人を敬う心や自分に誇りをもって生きることなどは、父か


JCOPY 498-14826

ら受けた良い影響だと思います。父は「目上の人は敬え」とよく言ってましたし、実際に一緒に暮らす祖母を敬い大切にしていました。また、「大東亜戦争以後のGHQの占領政策によって日本人の誇りが奪われているけれど、比俊は自分に誇りをもって生きなさい」ともしばしば言っていました。「お父さんの子やもんね、絶対できるよ」という根拠のない自信も植え付けてもらったように思います。根拠はないですが父からの「絶対できるよ」という言葉は、常に自分のコアにあって、困難だとわかっても何事にもチャレンジしてきました。困難だとわかればわかるほどチャレンジ精神がムクムクと湧いてくるのも、父の言葉が自分の中にあるからだと思います。現在のように100人以上のスタッフを抱える自分になるためには、その精神はとても大きな意味があったと感じています。そして、両親から「自分でよく考えて思ったようにやりなさい。どんなことがあっても、いざとなれば助けるから」という無償の愛を受けて育ててもらいましたから、親となった今、その有難さを改めて感じるとともに、どんな時も我が子のよき理解者であろうと心に決めています。

また、金銭に対する考えも父や育った環境の影響を受けているように感じます。父は金銭についてあまり関心がなかったと言いますか、「お金はあってもなくてもあまり関係ない」と言っていたのです。これは、私が高校生くらいの時に、いわゆるバブルが弾けて父の会社が傾いた時の父の言葉です。当時の私は、自分の中では多少惨めな思いをしていたので「そんなこと言ったってお金はいるよ」と思っていましたが、一方で父の会社を巡る金銭の動きを垣間見て、若い私には金銭を得る手段や金儲けは卑しいもの、汚いものと映りました。

開業をした時から、クリニックを発展させるために利益を上げる努力をしてきましたが、それは、自分が金持ちになりたいとか、贅沢をしたいとか、自分が儲けるためにクリニックを大きくしたいと思ったからではなく、医療を通して日本を明るくしたいという梅華会の理念達成のために、法人の利潤を上げて地域の皆さん、大きくは日本中の皆さんのためにそのお金を使いたいと思ってのことです。地域で働くお父さん・お母さんのために2019年には3つの保育園、2021年には発達障害のお子さん支援のために児童発達支援スクール2校を開校しました。自分のやりたいこと、すべきことのために必要なお金を稼ぐ、それが私の事業やお金に対する価値観なのだと思います。

反対に父に言われ続けてあまりありがたくなかったことの一つは、「一番になり、周りの人の上に立って、人を指導する立場になりなさい」と言われたことです。開業当時、自分は組織の上に立っているのだから万能で、すべてにおいてスタッフより上と思い上がっていた私には、父の言葉が心の奥にあったのだと思います。現在は、人はすべてにおいて一番ではない。万能ではないし、一番になるためには周りの協力が不可欠だと心の底から思っています。

もう一つは、自分の「べき」を押し通して、当てはまらないことには怒りを顕わにして問題を解決しようとするところです。父のその姿は嫌だと子どもの頃から否定していたにもかかわらず、コーチングを受けた結果では、怒ることで一定の効果が得られると私には刷り込まれていたことが判明しました。

コーチングを受けて自分の価値観を知り、自分はどういう人間かを客観的に見ることができたので、良いところは維持し、悪いところは変えていこうと思いました。コーチングで自分自身を見つめ直したことは、今考えると私のアンガーマネジメントに繋がることだったと思います。

## 怒りは相手のためならず

開業当時、私はスタッフを怒る時は、胸ぐらをつかむ勢いで怒っていました。今となっては恥ずかしい限りですが、激昂して大声でわめいて相手を威嚇していました。もちろん父の影響もありますが、中学・高校のクラブ活動（野球部だったのですが）が、それなりの強豪校で先生や先輩からかなり厳しく指導され、そのおかげで実力が身に付いたという気持ちがあったので、怒ればスタッフは成長するだろうと思っていたのかもしれません。怒られたら何くそと頑張ることが私の価値観の一つだったのだと思います。ところが、スタッフは何くそと思って成長するどころか、怒られたことで萎縮し、次第に不満を持つようになっていきました。なぜなら、今どきの若い女性は、激しく怒られた経験がありませんし、トップがスタッフを怒鳴ることはあり得ない、パワハラだと思っているのです。ですから、私の激昂ぶりに驚いて、反省しないばかりか、ただただ怯えて泣きじゃくるだけ、少し時間が経ったら怒鳴られたという事実しか残りません。結果、スタッフの行動に改善が見られないばかりか、お互いの心の距離が開いて、人間関係も壊れることとなってしまいました。

こうした経験を繰り返すうちに、トップダウンの価値観の押し付けは決して良い結果を生まないことが、私にもわかってきました。愛の鞭とばかりに怒りを感じた瞬間に激昂するやり方では、私の考えや気持ちは相手に伝わらないし、スタッフが成長することはないのです。これは自分の価値観を力任せに押し付ける方法を変えなければ、良い結果は得られないことに他なりません。そこで、ムカッときても、まずは、私のこれからする発言は相手のためになっているかを考えてから声に出すことに決めたのです。これは、偶然ですが、アンガーマネジメントを学んでみると、安藤先生の本にもある6秒ルールに当たります。6秒ルールでいえば、原始的な方法かもしれませんが、深呼吸も私のお勧めです。

そうやって、すぐに怒らない努力を重ねていくと、怒らなかったほうが成果が出ることが結果として現れてきました。怒らないほうがよかったという成功体験が、身体に染みてくると自然に怒るケースが減ってきたのです。

## 相手の考えを受けとめ、目標をすり合わせる

相手を知るという点では、組織診断というスタッフ向けのアンケートをしたことがあります。組織診断は、スタッフに対してアンケート形式で質問を投げ掛け、直接トップには言えない気持ちもアンケートという媒体を用いることで表現できるしくみになっています（組織診断について、詳しく知りたい方は、2016年に出版した『クリニック成功マニュアル』（中外医学社）をご覧になってください）。

梅華会は、誰もが言いたいことが言える環境をつくることを文化・風土としているのですが、言いたいことが言えるという項目を組織診断の一つの指標にしました。アンケートの結果では、その指標に対する重要度は高かったのですが、満足度は低かったのです。つまり、スタッフたちは、言いたいことが言える環境は重要だと思っているのに、満足していなかったわけです。自分では組織診断をした時には、以前のようなお山の大将気質は封じていたつもりでしたが、それでもスタッフは思ったことを私に話せていなかったことが判明しました。

そこで、私は何をすべきか、何を変えるべきかを考えました。そして、まずはスタッフの言ったことをすぐに否定しないことを心に決めました。私は自分の中でしっかり考えたうえで、梅華会にとって良かれと思った私の行動を否定されると、かなり頭にきます。たとえば、代診を立てて自己啓発のセミナーに参加して外来に出ないことを否定されたりすると、ムカッとして怒鳴りはしないものの態度に出てしまうことが多かったのですが、まずは相手の言ったこと


JCOPY 498-14826

をしっかり受け止め、共感することが必要だと気付いたわけです。そこで、一度受け止めたうえで、私の行動に対する自分の意見や考え、そして希望を伝えることにしました。

昨今ではパワハラ問題が頻繁に取りざたされていますが、これも価値観の違いが大きく影響していると思います。私たち世代は、一人前になるまでは上司から怒られて、ひどい時には物を投げつけられたりしながら成長していく時代に育ってきました。それが当たり前だったのです。現在の医師についてどうなのかはわかりませんが、少なくとも今の若いスタッフたちは違います。多様性を重要視する時代に育った現在の若いスタッフには、怒ったり、物を投げつけるなんて到底受け入れられない価値観です。私個人としては、欧米で言われているモラハラ、パワハラ、セクハラの概念は度が過ぎているのではないかな？と思っているのですが、これも性別や世代によって受け止め方が異なるわけです。そこで、私はパワハラと毛頭思っていない指導が、スタッフにとってはパワハラだ、と受け止められかねないことになってしまうわけです。

私は、よくスタッフに言っています。「我々は患者さんに健康になってもらうという共通の目的のためにチームを組んで医療を提供しているのだから、パワハラだとか何だとか言っている暇があったら、上司が部下に求めること、部下が上司に求めることを双方で話し合って共有し、譲れるところは譲り合って患者さんのためになることに注力しよう」と。お互いに譲れない価値観はあります。ですが、共通の目標を持って、その達成のために何をすべきかに視点を合わせて話し合えば、そこに怒りはなく、お互いにしなければならないことが見えてくるのではないでしょうか。

## 正論よりも“これから”を見る

また、院長とスタッフという関係の場合、院長が正論を振りかざすことも良い結果を生みません。せっかく時間を設けて話し合い、気持ちの共有を図ろうという時に、たとえ正論でも相手を打ち負かしてしまうのは得策ではありません。医師同士では丁々発止の議論を交わすことは普通のこと、むしろプロとしての醍醐味さえ感じるのですが、院長とスタッフ、上司と部下、雇い主と雇われ人といった関係では、スタッフは逃げ道を塞がれることになってしまうので、たとえ、事案がスタッフに非があるとハッキリしていることだとしても、正論を述べるより「次からはどうするの？」とこれからに焦点を当てて考えさせることが大切だと考えます。

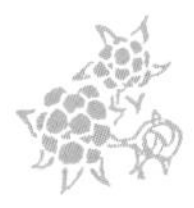

## 女性の特性を知る：存在を承認する

経営を学ぶことや自己啓発のために様々なセミナーに参加し、多くの業種の方と交流が進む中で、クリニックはスタッフのほとんどが女性という特殊な業界だと再認識しました。

そこで、女性の特性を知ることも、女性スタッフを多く抱えるクリニック運営では大きなカギとなるのではないでしょうか。女性は男性より承認欲求が強いそうです。承認には、①存在承認、②思考承認、③行動承認、④結果承認……の４段階があるのですが、私は、職場においては①の存在承認をすることが一番難しいと感じています。自分が存在するだけでいい、良いことも悪いことも丸々全部認めてもらえるということは、例えば、親から子への無償の愛のイメージでしょうか。職場では、②の考えたことに対する思考承認、③の行ったことに対する行動承認、④の考えて行動して出た結果に対する結果承認については、比較的簡単に認めることができます。ですが、①の存在承認につながる「あなたがいてくれてありがとう」という言葉をスタッフに掛ける場面は、職場ではあまりありません。けれど、女性にとってはこの言葉が一番響くそうです。私くら

 JCOPY 498-14826

いの年齢の男性からすると、恥ずかしくてなかなか口にしづらい言葉なのですが、この言葉でストレスを溜めているスタッフの心のコップが軽くなるようなら、例えば「○○さんがいて助かる」というように言葉を変えて、時々伝えることならできると思います。

## 褒める時は皆の前で、叱る時は一対一で

また、以前の私は、叱っているという意識なくスタッフを人前で叱っていました。しかし、スタッフリーダーの一人に「何で一対一で言わないのですか？」と指摘されて、ハッとしました。患者さんへの応対が悪かったことなどを、ミーティングなどの席でスタッフを名指しして叱っていたのです。そして、その時、怒られた女性スタッフは、自分を反省するより恥をかかされたという思いが強かったと後で知りました。このことから、褒める時は皆の前で、叱る時は一対一で、これも自分の行動を変えたことの一つです。現在は、患者さんへの応対など全員で共有したい内容を指導する場合、本人には一対一で注意し、ミーティングでは起こった事象と、患者さんの満足度アップのために今後このようなことがないようにして欲しいと話すようにしています。

## 自分がどう行動すべきか考える

相手を知って、ならば自分は何が変えられるか……それが、スタッフマネジメントの基本かもしれません。例えば、大きな病院の勤務医だったら、ある看護師の行動に強い怒りを感じた場合、配置換えを事務局にお願いしたりして解決できたかもしれません。相手を遠ざけるだけで怒りは収まったのです。開業医は、スタッフの行動に腹を立てるたびに辞めさせるわけにはいかないのですから、開業したとたんにこの方法は捨てなければなりません。また、辞めさせられないからと、相手に向かって怒りを爆発させ怒ったところで

何も解決しません。ならば自分がどう行動すればいいのかを考えなければならないことになります。少子高齢化の進む中、医療業界の人材不足は加速し、いずれ大病院でも相手を遠ざけるというマネジメントは通用しなくなる時代が来るかもしれません。

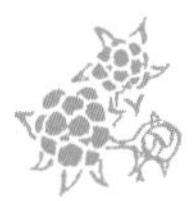

## たまったストレスを上手く発散する

### 心のコップに余裕をもつ

とはいえ、怒ったところで何の解決もできないからと怒りを抑えてばかりいると、当然ストレスがたまります。どんなに自分を変えようと努力していても、様々なストレスで自分が一杯いっぱいの時は、思わず怒りが噴き出ることがあります。そして、スタッフを思わず怒ってしまって「また怒ってしまった」と自責の念に駆られると、それがさらなるストレスになります。一方で、スタッフ間のトラブルやその他の雑務、私たちの周りにはストレスの材料ばかりです。そこで、ストレスでコップを一杯にしないためにも、上手くストレスを発散することが重要になります。

私も、自分の考え事や悩み事に加えて身体面の疲れなどが混ざってくると、患者さんがすごく多いのにスタッフがモタモタしている場合や、一人の患者さんに大勢のご家族で見えて全員の共通理解を得るために長い時間を取られてしまう場合などには、同じスタッフの行動でも怒りの度数が格段にアップするのが、自分でもはっきり自覚できるようになってきました。自分の心のコップに余裕がないとベストな診療は行えないということです。つまり、医師は、医療を通して患者さんを治療する前提として、自身の日々の健康、肉体面・精神面の安定を図ることが不可欠だと思うのです。肉体面の安定には、食事・睡眠・運動がベースとなると思います。「医者の不養生」は笑い話にはなりません。

一方で精神面を考えた時、ストレスを発散する術は人によってそれぞれ違うと思いますが、私の場合、ランニングとサウナでしょうか。汗をたくさんかくと本当に頭がスッキリします。少し時間が取れれば国内外の知らない街に旅行して、知らない文化に触れて、知らない食べ物を食べる……そうした時間を過ごすこともストレスの解消になり、リフレッシュできます。明日からまた頑張ろう！　という気持ちになります。

もう一つ、心理的な安全性という面からお話ししたいと思います。どんなにスタッフたちと良い信頼関係を築けて、協働してチーム医療を提供できていても、やはり院長は孤独です。院長とスタッフの間の垣根は完全に取り去ることはできません。そこで、職場とは違ったコミュニティに参加することが、ストレス発散にとても有効だと考えます。家族でも友達でも地域活動でも何でもいいのですが、全く異なった環境に身を置いてみるのです。自画自賛かもしれませんが、私は、自身が主宰しているM.A.F（https://maf-j.com/）という開業医のコミュニティに大いなる救いを得ています。クリニック運営に関するすべての悩みを芯から理解してくれる仲間、自分の考えを全て受け止めてくれる仲間、何を言っても否定されない仲間……、お互い同じ立場同士で話し合えることは、ストレスの発散になるだけではありません。自分の抱える問題を一緒に解決してくれたり、解決への大きなヒントを与えてくれたり、M.A.Fで皆さんに会すると、頭の中がスッキリするとともに明日への活力がみなぎってきます。みんなも頑張っているから自分も頑張ろう！　と勇気が出てくるのです。

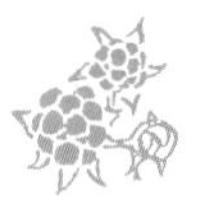

# 物事の定義付け

開業した頃の私は、スタッフに「これ、ちゃんと片付けておいてね」とか、「患者さんには誠意をもって接しましょう」とか言っていました。ところが、私がイメージする「ちゃんと」や「誠意」と、スタッフ一人ひとりがイメージする「ちゃんと」や「誠意」は違うのです。「ちゃんと、って言ったでしょう？　」「はい、ちゃんと片付けました」どこが！？！？！？……。

つまり、私が思う「ちゃんと」片付ける方法を言葉で具体的に伝えないと正確には伝わらないということです。「誠意」についても、ただ自分の心に誠意があればいいのか、行動に表すとしたら、患者さんと話をする時に自分の名前を名乗ることなのか、お辞儀を 30 度の角度ですることなのか、口角を上げて笑顔をつくることなのか、はたまた目を見て話すことなのか……人によって違うのです。そこで、これら曖昧な表現は止めて、すべてを具体的に言葉で表し、組織全体で共有することが、院長のアンガーマネジメントのみならず、スタッフのアンガーマネジメントにもつながります。院長の雷が減るだけでなく、スタッフ間のイザコザも減り、その解決のために院長が忙しい時間を割かれることが、グッと減るのです。

私のクリニックでは、器具の洗浄や滅菌などのすべての業務や作業から身支度に至るまでしっかりとマニュアルを作っています。できるだけ具体的にマニュアルを作り、それでも行き違いがあった時は、そのつどアップグレードしています。新たな問題や課題が見つかると追加もしています。余談ですが、マニュアルがあまりの分量になったのでデジタル化し、検索機能を使えば必要な項目がすぐ出てくるようにしています。そして、新しく入ったスタッフを迎えた時もこのマニュアルをまず読んでもらって、梅華会スタンダードを


JCOPY 498-14826

身に着けてもらいます。スタッフ教育の時間が短縮できるとともに、院長とスタッフ、スタッフ同士、先輩スタッフと後輩スタッフ、お互いのストレスを減らす効果も大きいと思っています。

# §2 上手な怒りの受け止め方

精神科医で、心のトリセツ研究所を設立し、ご自身でも40年の瞑想歴がある藤井英雄先生が著された『怒りにとらわれないマインドフルネス』という本があるのですが、その本の中で藤井先生は上手に相手の怒りを受け止めるには「傾聴」が有効だと書いておられます。傾聴は、医師が患者さんに接する時に心掛けたいことと、皆さんも認識されていると思います。しかし、患者さんばかりでなく、スタッフが怒りを表している場合も、ぜひ傾聴に努めてください。

注意が必要なのは、傾聴は決して共感することではないということです。相手が大切な人なら、自分の気持ちを伝えることも必要ですし、直してもらう必要のあることは指導もしなければなりません。傾聴を十分にしてもらえたと相手が感じ、信頼してもらった後なら、どんなアドバイスも届くのです。

また、患者さんもスタッフも、第2次感情の怒りを発する前には第1次感情があるはずです。第1次感情を溜め込まないためにクリニックとして行える取組みはないのでしょうか？

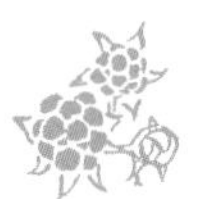

## 職場環境を整える

患者さんに支持されるクリニックにするためには、院長が自分のストレスを溜めないことももちろん大事なのですが、スタッフのストレスを溜めないこともそれ以上に大事です。なぜなら、患者さんがクリニックで過ごす多くの時間はスタッフと一緒の空間で過ごしています。ですから、かかりつけ医の評判の良し悪しは、提供する医療技術よりもスタッフの対応にかかっていると言っても過言では


JCOPY 498-14826

ありません。ニコニコと明るく、患者さんへの心配りも行き届いているスタッフがいるから、患者さんの不安は軽減され、帰る時は気持ちが楽になる……そういったクリニックになるには、院長もスタッフも心身ともに健康でなければなりません。前述のマニュアル作成もその一つの方法と言えますが、スタッフが肉体面・精神面で健康でいられるには、マニュアル作成ばかりでなく、職場環境を整える必要があるのではないでしょうか。

職場環境を整えることでは、Googleの労働改革が有名になったのをご存知ですか？　例を挙げれば、自由で独創性溢れるデスクであったり、昼寝するスペースや瞑想するスペースを設けたり、あるいはカフェテリアがあって栄養バランスの整った食事が摂れたり、とにかく従業員一人ひとりが非常にリラックスして仕事ができる環境に変えたのです。それは、経営陣が、従業員がストレスなくリラックスして仕事をすることで一人ひとりのパフォーマンスを上げ、企業としてより大きな成果が得られることをわかったからだと発表しています。このストレスなくリラックスしていることを心理的安全性と言い、生産性を上げてチームとして成功するためには、各人の心理的安全性が欠かせないとも言っています。心理的安全性とは、自分が認めてもらえる、つまりチーム内で自由に自己表現ができたり、自己開示ができたり、言い換えれば、Googleは、全スタッフが安心して何でも言い合える環境を構築しているということです。

私のクリニックでもスタッフの休憩室には本棚を設けるなど努力はしていますが、一クリニックでは、リラックスのためのスペースを確保するなど物理的には到底無理な話です。ですが、誰もが誰に対しても、たとえスタッフから院長に対してでも言いたいことは言えるという環境、風土はつくれると思いますし、現に梅華会ではそれを文化・風土と謳っています。組織診断で大いに反省し、私自身もより変わろうと努力していますが、現実には、やはりスタッフは院長には遠慮があるでしょうから、100%出来ているとは言い切れません。けれど、心理的環境を整えようと私が率先して努力していることがスタッフに認められたのでしょうか、スタッフが怒りを発散させている場面を見ることや、スタッフ間での揉め事が確実に減ったことを実感しています。

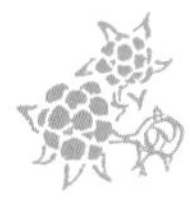

## チームメンバー全員のアンガーマネジメント

### 院長から実践する

また、クリニックとしてのパフォーマンスを上げるためにスタッフの心理的安全性を担保するとなった時、組織内に怒りの発散があってはいけないわけで、スタッフ各人のアンガーマネジメントが必要になってくると思っています。スタッフのアンガーマネジメントは、教育と称して怒りを態度に出さないことを植え付けることではありません。最初にお話ししたとおり、怒り自体は悪いことではなく、人の本能からくる誰でもが持つ一つの感情です。そうでなくともマイナスな状態の患者さんを相手にするのですから、スタッフのストレスが少ないはずはありません。そこで、一人ひとりに上手な怒りの処理の仕方を身に付けてもらうことが大切になります。勉強会を開いてでも、お昼を食べながらでも、自分の経験談として怒りのコントロール方法を話したりするのはどうでしょう。何気なくアンガーマネジメントに関する書籍を休憩室に置いておくのも良いかもしれません。そのうえで、新人スタッフへの院長や先輩スタッフの接し方で、知らず知らずのうちに新人が身に付けるところもあります。通常、怒りは上から下へ移動します。院長がイライラし、


JCOPY 498-14826

スタッフリーダーに怒りをぶつけると、スタッフリーダーがイライラし部下に怒りをぶつけやすくなります。怒鳴ったり、暴力をふるう親に育った子は、怒鳴ったり暴力をふるようになる傾向が強いというのと同じです。こういった負の連鎖を引き起こさないためにも、院長自身がしっかりアンガーマネジメントする。否、この場合アンガーマネジメントしているところを見せる必要があるのです。

## スタッフの話を聞く

それでもスタッフは、時として怒りを訴えてくることがあるでしょう。前提として、カウンセリングと言いますか、個人面談を時々行うことが大切だと思います。スタッフの心の中のコップが一杯にならないうちに状態を確かめるのです。「最近困ったことはない？」「このクリニックに改善点はないかな？」「お子さんはどう？」こういった時間では、院長自身も話を聞こうという気持ちでいるので、心に余裕があります。院長自身が一杯いっぱいの時は院長に対する不満などを口に出されると、売り言葉に買い言葉、スタッフの怒りの芽を摘むどころか、自分が冷静でいられなくなります。自分に余裕のある時に、家庭のこと、クリニック内のこと、スタッフ間のストレス、何でもいいので耳を傾けてください。

私のクリニックは、仕事とプライベートを分けることはしていません。家族も含めて全員がワンチームと考えています。ですから、クリニックの福利厚生の一つとして行っている甲子園での野球観戦などでも、私の息子たちはもちろんのこと、スタッフの家族も、スタッフの恋人さえも一緒に楽しんでいます。なかには、仕事とプライベートは区別したいという価値観の人もいると思います。採用面接の際に、家族も含めてワンチームというクリニックの価値観をしっかり伝え、異なる価値観の人材は採用を見送っています。価値観が大きく異なる人材は採用しないことも、スタッフ間のストレスの軽減につながると考えます。

個人面談やカウンセリングで一つ気を付けてほしいのは、女性は話を聞いてもらえるだけで怒りが収まる、つまり満足するということを肝に銘じておきましょう。私の苦い経験ですが、あるスタッフから訴えられたスタッフ間の問題を、その解決のために即私が行動して、さらに状況が悪くなってしまったことがあります。それどころか訴えたスタッフにまで「なんでそんなことするの？」と反感をかってしまいました。後にあるセミナーで知ったことですが「男は解決脳、女は共感脳」なんだそうです。特にあなたが男性なら、スタッフから寄せられたスタッフ間のトラブルには、相手の話に共感してじっくり気持ちを聞いてあげることが何より大切です。私は、個人面談やミーティングの時には、求められたとき以外はできるだけ発言をしないように心掛けて、スタッフの発言を促すようにしています。そして最後に「私ができることは何かあるかな？」と聞いてみてください。「話をしたらスッキリしました」そんな返答が返ってくることが多いはずです。

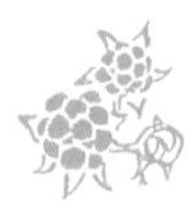

## 患者さんのクレーム

### 避けられる怒りは避ける ― 待ち時間対策

たとえどんなに努力しても、クリニック内の怒りを院長がすべてコントロールすることは不可能です。特に患者さんの怒りは、コントロールできないわけですから、それには事前に患者さんの怒りが起きそうなシチュエーションを想定しておくことが重要だと思います。

私のクリニックでは、患者さんからアンケートをいただいているのですが、いただくたびに、待ち時間に対する不満が一番にきます。

 

これはどのクリニックでも同じだと思います。いかにして患者さんの待ち時間を減らせるかを考えた時、一つの方法として、私のクリニックでは、歯科クリニックではよくある予約制を取り入れました。スマホから患者さん自身も予約できますし、スマホが苦手なお年寄りには、電話をいただくことで、受付スタッフが予約を入れるシステムです。予約をしても待ち時間ゼロというわけにはいきませんが、患者さんの評判は上々です。

また、できるできないは重々承知の上ですが、二診制をとるのも有効だと思います。また、このコロナ禍においては、患者さんが大勢で院内で待つということに抵抗を感じると思いますので、WEBによる問診システムを導入するのも、待ち時間対策と両方の効果が得られると思います。

私のクリニックが行っている物理的な患者さんの待ち時間対策は以上のようなものですが、一方で、待ち時間を待ち時間と感じさせないような心理的な待ち時間対策もあると考えます。ユニバーサルスタジオやディズニーランドが取り入れているような、待ち時間を感じさせないような空間や雰囲気を作って、リラックスして過ごしていただけるような環境を整えることも重要かと思います。私のクリニックでは、かなり以前からFree-Wi-Fiを設置して、患者さんがメールのチェックやスマホを見ることが気楽にできるようにしてあります。クリニックの情報をスクリーンなどに流してお伝えするのも有効かと思います。

## 患者の目線・気持ちに立つ

次に、患者さんアンケート結果の第2位は医師の診察中の態度です。昔はあった医師は絶対という風潮はさすがに今はないと思いますが、医師と患者さんの医療に対する考えの違いが患者さんの怒りに大きく影響していると考えます。医師は医学的な適切さや正しさを前提に治療を行おうとしているのに対して、患者さんは病気になった不安を解消したくて来ていることが多く、そのズレが患者さんの不満になっていることが多々あります。同じ治療を行うにしても、患者さんの不安や想いをしっかりと受け止め、安心させることが重要で、医師にとってはごくごく当たり前の病気で治療も当然のものであったとしても、患者さんに寄り添って丁寧に説明する姿勢が欠かせないと思います。

とはいえ、限られた時間内での診療になります。限られた時間で患者さんに安心を感じてもらうには、患者さんの顔を見て話をしたり、顔を見て話を聞くことが大事かなと感じています。昨今のクリニックでは、電子カルテを導入していることが多く、検査データの確認も含めて、医師はパソコンの画面を見て、必要事項を入力しながらお話をすることが多いと思います。患者さんにとっては、このことが不安感を煽ることになっているように感じるのです。お年寄りの患者さんでは、パソコンの画面を見てアレコレ言われても、診察してもらってないという感覚にさえなるようです。そこで、私のクリニックは、クラークを置いて、医師はパソコンの画面を見なくても、患者さんの顔を見て診察できるようにしました。クラーク教育に時間は掛かりますし、最初はうまく回らないこともありましたが、スタッフが少しずつ成長してくれて、今では、私以上に患者さんへ安心感を与えてくれる存在となっています。

それでも、患者さんがイライラしているのが手に取るようにわかる時があります。例えば、新人のスタッフがモタモタしている時などです。私の専門分野である耳鼻咽喉科は、ご存知のように春先はスギ花粉症の患者さんで待合室が溢れるのですが、そんな時に待合室で長く待たされた後、診察室でも無駄な空白時間があると、患者さんのイライラもマックスになります。そんな時私は、何でもいいので患者さんに声を掛けるようにしています。私のクリニックでは、患者さんのちょっとした情報を誰でもカルテに書き込んで共有し、出来るだけ患者さんに寄り添えるよう努力しているのですが、それを基に「お嬢さん、小学校に入学されたんですね？」でも、「先日、奥さんが受診されましたが、たいしたことなくてよかったですね？」でも何でもいいのです。患者さんの気持ちをスタッフのモタモタから他のことに逸らしてください。患者さんがイライラから解放されるのを感じられると思います。

## 親近感をもってもらう

そのほか、梅華会ではホームページ上にスタッフブログを載せたり、『うめはな新聞』（次頁図参照）を発行したりして、患者さんにスタッフを身近に感じてもらえるような取組みも行っています。患者さんが私をはじめとする医師やスタッフを近所の知り合いのように感じてくだされば、ちょっとのことでは怒らなくなりますし、時には「○○さん、もう慣れた？」などという言葉を頂戴することさえあります。

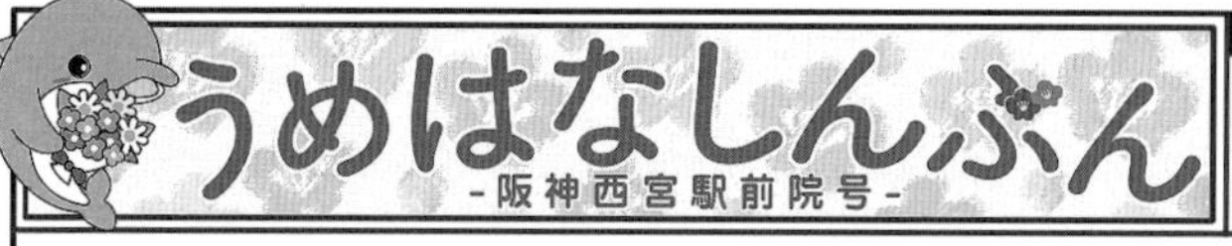


VOl.56

医療法人
梅華会グループ

みなさんこんにちは。Vol.56 のうめはなしんぶんは、阪神西宮駅前院号です。
花粉といえば春のイメージですが、夏から秋にかけてもイネ科の花粉が飛散します。
春のスギ花粉と同じように、目や鼻の症状に加え皮膚のかゆみなど全身症状が出やすいことが特徴です。

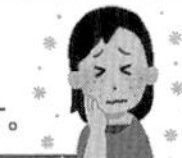

花粉症治療は、初期治療をオススメします！
スギ花粉症ですと、春の花粉症のシーズン前に治療を終了しておくのが理想です。
新聞裏面の「レーザー治療」や舌下免疫療法がオススメです。
まずはアレルゲンを知ることも大事です。梅華会 HP の「アレルギー性鼻炎専門サイト」もぜひご覧ください。

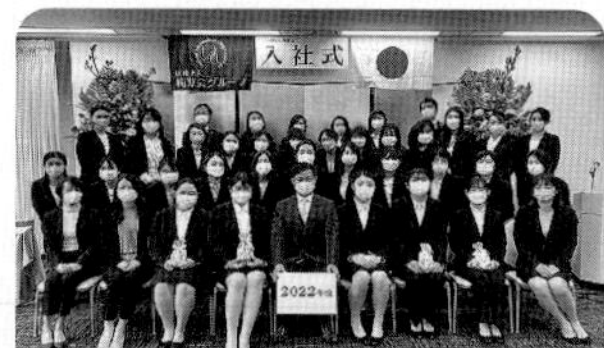

～5名入職しました～
## 2022年度 入社式を行いました

コロナ禍により中止されていた入社式を今春は 3 年ぶりに行うことが出来ました。クリニック配属発表や、ご両親からのサプライズのお手紙もあり、心温まる感動の入社式となりました。
先輩である私たちも気持ちを新たに共に成長していきたいと身が引き締まりました。新入社員を迎え、患者さんの為に梅華会スタッフ一同より一層精進してまいります。

### 新入社員の5名の今後の目標

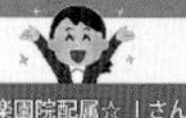

苦楽園院配属☆ I さん
1 年目は日常業務を身につけ、3 年以内に共育に携わる。

阪神西宮院配属☆ O さん
日常業務を身につけ、1 年後に採用や SNS 事業に携わる。

芦屋院配属☆ I さん
10 月までに医療事務を完璧に行えるようになる。

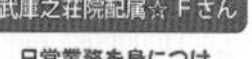

武庫之荘院配属☆ F さん
日常業務を身につけ、マーケティングに携わる。

わくわく院配属☆ T さん
日常業務を身につけ、子どもクリニックなどのイベントに携わる。

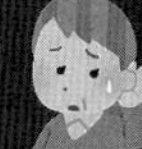

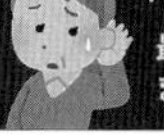

## 「聞こえ」についてお困りではありませんか？

最近耳が遠くなったかも… ご家族の聞こえが心配な方…
まずはセルフチェックをしてみましょう。

そうだね～…
○×△
※～*？
分からない…とりあえず返事しておこう…
言い直すのも大変…

### 最近耳が遠くなったかも…と感じている方

- □日常会話で相手の言葉がよく聞きとれず、聞き返してばかりいませんか
- □何人かで話している時、本当は聞こえていないのに空返事や愛想笑いでごまかすことはありませんか
- □歩いていて、突然現れた車や自転車に驚いたことはありませんか
- □「テレビの音量が大きい」とご家族に言われることはありませんか

### ご家族の聞こえについて心配な方

- □周囲に人が大勢いる騒がしい環境では会話の内容を理解するのが難しそうだ
- □テレビやラジオをうるさいくらいの音量で見たり聞いたりしている
- □電話の呼び出し音やドアのチャイムが聞こえていないようだ
- □早口の人やボソボソした声の人との会話はしづらいようだ

詳しくは、医師・スタッフまたは右記 QR より梅華会のサイトをご覧ください

疾患別専用サイト

▲耳の病気「補聴器」

▲補聴器を考えている方へ

上記の項目ではいくつ当てはまりましたか？
年を重ねると 60 歳くらいから誰でも聞き取りにくさ（加齢性の難聴）を感じるようになります。この聞き取りにくさを放置しておくと、聞き間違いなどで人間関係がうまくいかなくなったり、だんだん周りの人たちと話をすることが億劫になってしまい、社会から孤立してしまったりする恐れがあります。

上記の聞こえのセルフチェックで一つでも該当する項目があった方や、聴力に不安のある方、ご家族の聞こえについて心配な方、補聴器を試してみたいと思う方は、まずはお気軽に耳鼻咽喉科でご相談ください。

◆ うめはな新聞

# §3 梅岡の体質改善セラピー「マインドフルネス瞑想」

## マインドフルネスとは

新型コロナ禍の昨今、マスコミで取り上げられることも多くなりましたが、皆さんは「マインドフルネス」ってご存知ですか？　人間は誰でも、言われるまでもなく今を生きていると思っていますが、実は頭で考えているのは、今のことではなく過去や未来のことが多いと言われています。つまり「心ここにあらず」の状態が一日の多くの時間を占めているということです。とりわけ、過去の失敗や未来の不安といったネガティブなことを考えがちとも言われ、自分で不安やストレスをさらに増幅させてしまっている状態に陥りやすいのです。こうした「心ここにあらず」の状態から抜けだし、心を今に向けた状態を「マインドフルネス」と言います。逆に、「今ここ」のマインドフルな気付きを失って、過去の価値判断や未来の不安に捕らわれている状態を「マインドレスネス」と言います。そして、マインドフルネスな状態では、心の平安を取り戻すことができると言われています。

マインドフルネスは心理学的治療の一つで、現在アメリカでは多くの心理学教室にマインドフルネスセンターが設置されていて、仕事や家庭、経済に関するストレスを抱えた人たち、慢性疼痛の患者さん、不安症やパニック障害の患者さん、不眠や疲労に悩む人たち、うつ病の回復期の人たちが、数週間から数カ月のプログラムに通っているそうです。

## トップランナーと瞑想

マインドフルネスな状態する手段として禅や瞑想があるのですが、私の中で瞑想は、あることがきっかけで安藤先生がおっしゃるアンガーマネジメントにリンクし、私の感情のコントロールにピタッとくるものとなりました。

本来、私は全くスピチュアルなものには興味はなかったし、もちろん、瞑想というものも自分が取り入れるとは思いもよりませんでした。ですが、自己啓発についてセミナーなどで学ぶ中で、卓越した経営者や実業家には禅や瞑想を取り入れている方が多いことを知ったり、プロ野球の有名なピッチャーがシーズンオフに滝修行をしている姿を目にしたりするうちに、そこには何か特別なものがあるに違いないと思い、少し興味が湧きました。心理学的治療法としてアメリカで医学的にも認められている点もより興味をひかれた理由と思います。

そして、特に心を動かされたのは、アメリカの自己啓発書作家で、世界中で多くのコーチングを行っているアンソニー・ロビンス氏も、夫妻でインド・ムンバイの寺院で瞑想修行をしたと知ったことで、これは私も是非やってみなければならない、と友人の誘いに乗りました。瞑想修行のためにはるかムンバイまで出掛けたのは2019年、新型コロナウイルスによるパンデミックの直前でした。その時は、瞑想を自分のアンガーマネジメントに役立てようとは考えてもいませんでした。

## 今の自分を客観視する ―マインドフルネスとアンガーマネジメント

その寺院は、喧騒のムンバイからバスに揺られて3時間以上、ひっそりとした山奥にありました。そこに1週間、朝の9時から夜の12時まで1日15時間もの間、ただ座ってひたすら瞑想します。

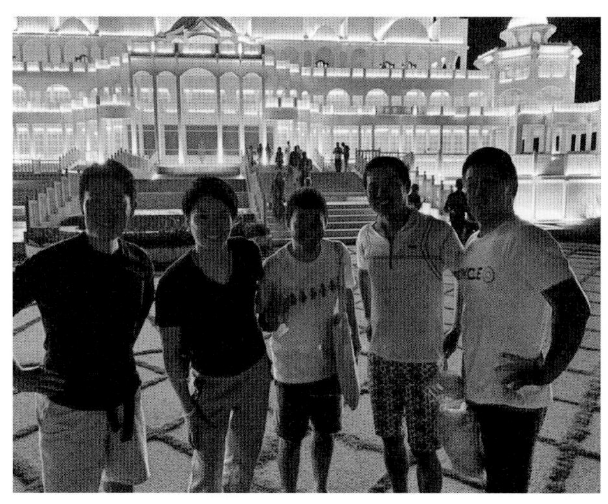

マインドフルネス研修

瞑想というと心を無にすることのように思いがちで、私自身も行く前は1週間で習得するのは無理と思っていました。ですが、瞑想とは、過去や未来を考えずに今ここにいる自分を客観視することで、言わば、自分だけはというエゴや、日頃抱える問題などから心を開放することです。そして、たとえ瞑想のために座っている最中に、留守中のクリニックが心配になるという雑念が入ってしまったとしても、「今、雑念が入ってしまったね」と感情抜きに今ここの状態を客観視できればマインドフルネスな状態に戻ったことになります。

初日は、導師の導きで自分の呼吸に集中し、今を客観視して心を解放しようとしましたが、当時、地域の発達障害児のための児童発達支援スクールの開校を考えていたので、そのことが頭に湧いてきたり、座り続ける足が痛かったり、マインドフルネスとマインドレスネスな状態を行ったり来たりでした。導師の導きにより自分の呼吸や体の中のある部位に集中するのですが、2日、3日と日にちが過ぎるうちに瞑想がうまくなるというのでしょうか、時間を掛けずに今ここの自分に集中できるようになりました。不思議なことに足の痛みも感じなくなったのです。いえ、意識が足の痛みに向かなくなったのだと思います。瞑想中に心に浮かんだことは、感情抜きの自分の過去のこと、両親との関係、自分があるべき姿、自分がこれから守っていきたい価値観、手放したい価値観……などなど。客観的に自分と向き合う良い時間を過ごすことができました。

日を重ねて瞑想を続ける中で、ある時、導師が、雑念が入ったり自分の感情の揺らぎを感じた時に、マインドフルに戻る良い方法を伝授してくれました。それは、まず、自分の頭蓋骨を思い浮かべ、その頭蓋骨が空洞になっているイメージを作って、その中に松明の灯がゆらりゆらりと入って来て、その炎が間脳松果体から視床下部で燃えているイメージを持ちなさい、というものでした。私が医師だったから部位をイメージしやすかったのか、今ここを客観視する方法として、私にピタッとはまったのです。この時が心を完全に開放できた瞬間でした。ということは、つまり、生活していてムカッとすることがあったら、間脳松果体から視床下部で燃えている炎をイメージすれば、私は怒りという感情から即座に解放されるということです。マインドフルネスとアンガーマネジメントがリンクした瞬間でもありました。瞑想は、こういった咄嗟のアンガーマネジメントにも使えますし、一方で、今ここを客観視することで過去や未来のネガティブな感情から心を解放することでもあるので、心の中のコップが空っぽになることです。これは、すぐにカッとしない自分に改善できるということなのです。

私の中で、マインドフルネス瞑想は、アンガーマネジメントと完全に繋がったのです。現在、早朝 10 分間の瞑想を習慣付ける努力をしています。こうすることで、心の中のコップが空っぽな状態で一日を始めることができるので、自分がムカッとすることが減るし、スタッフの怒りにも心広く対応できるようになると思うからで


JCOPY 498-14826

す。

## 現代社会とストレス

それにしても、現代は、人がこんなにストレスを溜める時代になったということです。

この数十年は驚くほど文明が発達しました。東海道新幹線や高速道路網の発達などのインフラ整備はもとより、昨今では海外との通話もSNSを使えばすぐ繋がるなど、とにかく便利になりました。便利になったから人の生活が楽になったかというとそうではなく、人はより多忙になりました。

昔ならば前日書類を作成し、一日かけて先方に行き、中一日で打ち合わせ、夜は温泉で一泊し、一日かけて帰ってくる、と3日掛けた出張は、朝一で新幹線に乗り、車中で書類を作成し、先方と打ち合わせを済ませて、新幹線でとんぼ返り、丸1日でことが足りるようになったのです。

SNSのような便利なツールができると、移動中でもコミュニケーションが取れます。つまり、私生活から仕事までいろいろなことに即座に対処する必要が出てきたのです。したがって、人は頭が休まる時がなく、心の中も常に考え事で溢れている、多くのストレスを抱えている状態になってしまいました。多忙の忙は心を亡くすと書きますけれど、本当に自分の心とゆっくり会話する時間がないのが現代だと思います。

## おわりに

一日のうちのほんの10分でも、今を客観視し、自分の心と会話する時間を持つことは、私にとって自分を平安に保つ魔法のようになりつつあります。私は瞑想を取り入れていますが、皆さんに瞑想をお勧めしているわけではありません。例えば、朝散歩をしながら四季の移ろいを感じたり、スポーツで汗を流したり、好きな音楽を聴いたり、何でもいいのです。とかく、開業医はクリニック運営のこと、スタッフの採用や教育のこと、昨今ではコロナ対策のこと、多くの考えで頭の中はいっぱいです。一日の少しの時間でいいので、それらから心や頭を開放してリフレッシュしてほしいと思います。


JCOPY 498-14826

休憩室

# 現場の声②：Iさんの場合

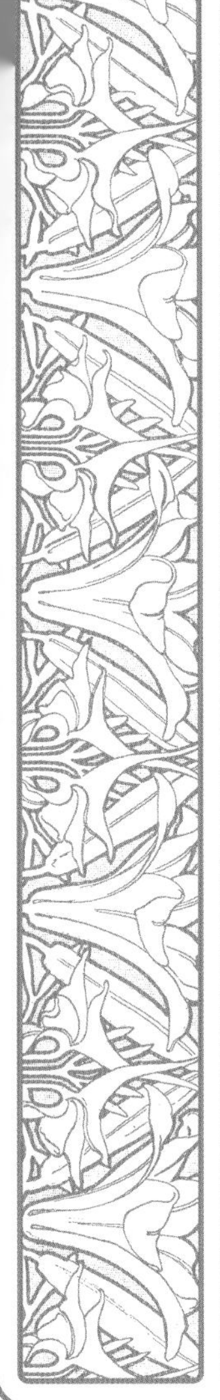

## 理事長先生の以前と現在

私が理事長と初めてお会いしたのは2013年、私自身が新卒で参加した梅華会の採用説明会の場でした。私は病院の先生というと少し年配の方をイメージしていたのですが、アクティブで若々しい理事長の姿に驚いたのを覚えています。

入職後、一緒にお仕事するようになってからは、普段と診療中との人柄のギャップがとても大きく困惑した思い出が強いです。普段はとても気さくですが、ひとたび診療が始まると「スピード重視」で、クラークに入っている時には、理事長が何を言っているのか聞き取れず、怒られては泣きという状態で、正直、理事長が怖くて仕方ない時期もありました。

その恐怖が段々と怒りに変わり、「理事長の言動は梅華会の理念に沿ってない！」とミーティング中に泣きながら訴えたこともありました。きっと怒られるだろうな、と覚悟していましたが、その時の理事長は入社して間もない私の意見を真摯に受け止め、二人だけで話し合う時間を設けてくれました。その際、理事長がなぜ梅華会を立ち上げたのか、また私たちスタッフに対してどのように考えているのか、これからの目標などを若い私に真剣に話してくれたことがとても嬉しかったのを覚えていま

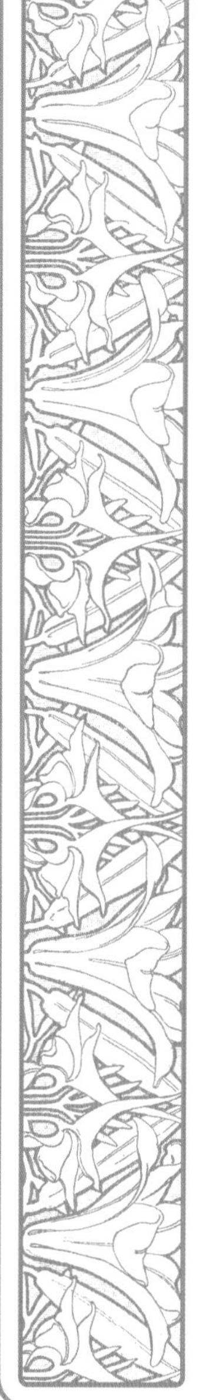

す。今思うとあの時から理事長を心から信頼できるようになったと思います。

理事長ご自身も、スタッフと良好な関係を築くために、またクリニックをもっと良くするためにと様々な自己啓発セミナーに参加されていることもあり、今では感情のまま言葉をぶつけている場面を見ることは少なくなりました。

### 理事長の気持ちを知ることで受けた自分の感情の変化

入職当初は、感情のまま怒られることが嫌で理事長と一緒に診察室へ入るのに怯えていたように思います。おそらく、なぜ、理事長がいつもスピードを重視し診療にあたっているのかがわからなかった、というのがこの時の怖いという感情の大きな原因だと思います。ですが、その理由である患者さんへの想いやスタッフへの想いを伝えてもらってからは、どうすればその想いに応えられるのかを考えられるようになりました。体調を崩されている患者さんにできるだけ早く診察室へ入っていただくという患者さんへの想いや、効率よく一人でも多くの患者さんに受診していただくことで医院経営を円滑に進めてスタッフ雇用を確保しようというスタッフへの想いなど、経営者の立場に立てば見える景色も大きく変わるのだと知りました。

もちろん、今も怒られるのは苦手ですが、その裏側にある理事長の気持ちを理解しているだけで受け止め方は大きく変わったように思います。

### 現在の理事長の怒りに対する自分の受け取り方の変化

今までの内容とも通じていますが、理事長の想いを理解してからは、たとえ理事長の感情的な指摘であっても冷静



JCOPY 498-14826

に受け止められるようになったと感じています。また、理事長が今必死で取り組んでいる事業内容を事前に私たちスタッフへ明示してくれるようになったので、以前は意図がわからなかった理事長からの指摘や、その時発した感情が、私たちが理解しやすくなったと感じています。

理事長自身が、スタッフとの関わり方について真剣に考えてくださっているからこそ私たちスタッフも理事長を信頼し、ついていくことができるのだと日々感じています。

### 理事長の変化が与えた自分への影響

私は２歳の男の子の子育てに奔走しているのですが、「しつけ」の難しさを日々感じています。ですが、クリニックで身をもって教わってきた、また感じてきたアンガーマネジメントの知識があるからか、息子に対して何かを注意をする時でもなぜそれがいけないことなのか、無意識の中できちんと理由を付けて伝えられるようになったと感じています。また、感情的になりそうな時は、一度深呼吸したり、その場から離れたり、他に大人が居ればその人に頼んだりと様々な方法で自分の中の怒りをコントロールするよう心掛けています。

スタッフ仲間や患者さんとの関わりにおいても、まずは相手の感情を受け止めるようになりました。もし自分が相手と同じ立場だったらどのような感情を抱くのか、そのうえで、今自分にできることは何なのかを頭の中で整理してから対応できるようになったと思います。特にクリニックは接客業の一つなので、患者さんからお叱りの言葉をいただくこともあります。自らの怒りをコントロールできていなかった時は、相手の感情に引っ張られてしまって恐怖や

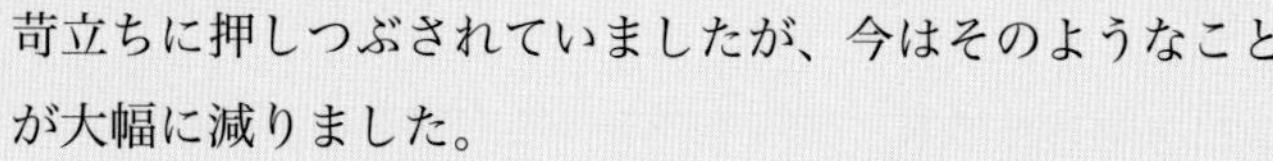

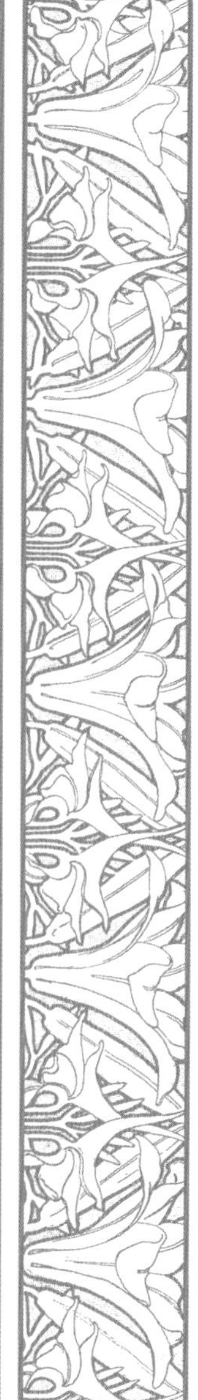

苛立ちに押しつぶされていましたが、今はそのようなことが大幅に減りました。

それでも、特にプライベートにおいては感情的になってしまうこともまだまだありますので、継続して学び続けなくてはならないと感じています。

### 理事長の変化がクリニックの運営へ影響したと感じたか

理事長は出会った当初よりも柔らかい印象となり、現在どのような目的や目標があるのかを逐一スタッフへ明示してくれているので、スタッフの人数が増えてきた中でも皆が同じ方向へ向かって走れているように感じています。

また、時には理事長のプライベートでの出来事なども話してくださり、もちろんスタッフの話にも興味を持って聞いてくださるので距離が近くなりました。その分スタッフ側も理事長への好感度や信頼度が高まっているので、理事長が築いてきた「梅華会」を守りたいという一致団結へとつながる意識が高まっていると感じます。

どのような事業であれ、その中で動くのは人間であり、その人間を動かすのは「想い」なので、人間関係づくりの大切さを目の当たりにし、私自身も学ばせていただいています。

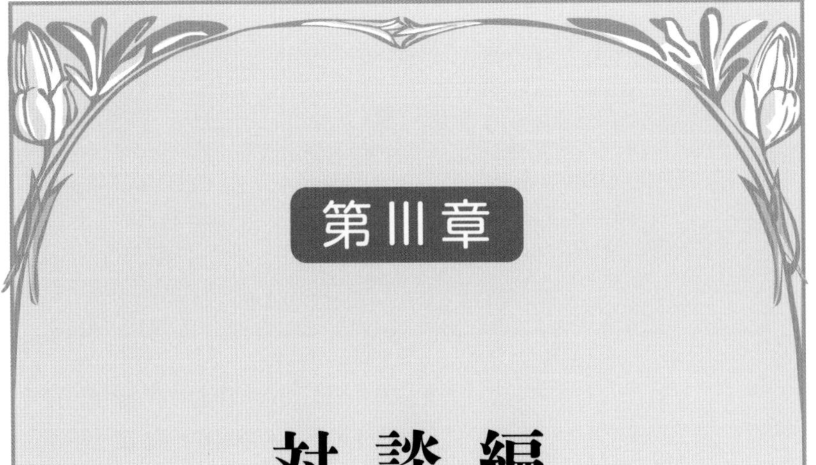

第III章

# 対談編

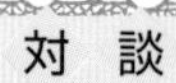

対　談

# 医療業界におけるアンガーマネジメント

## ―「怒り」と上手に付き合い方―

日本アンガーマネジメント協会 代表理事　**安藤俊介**

梅華会グループ 理事長　**梅岡比俊**

### 多様性から生まれる怒り

梅岡：安藤先生のご著書は何冊も拝読させて頂きました。先生も以前は私と同様、怒りっぽい方だったそうですね。

安藤：怒りっぽいというか、非常に好戦的なタイプでした。

梅岡：だからアンガーマネジメントを始められたのですか。

安藤：はい。別の仕事でニューヨークに駐在をしていたときにアンガーマネジメントを知り、これなら自分でもできるかもしれないと思って始めました。

梅岡：そうなのですね。アメリカ人のほうが日本人よりも感情が出やすいイメージがあります。

安藤：アメリカ人はすごく怒りますよ(笑)。だからアンガーマネジメントのような考え方が生まれたのでしょうね。

梅岡：アメリカには多様性があるからでしょうか。

安藤：そうだと思います。怒りについてごく簡単にいうと、私たちが怒るのは自分が信じていること、「○○すべき」と考えていることが裏切られたと感じるからです。多様性がある社会だということは、それだけ自分とは異なる考えの人が周囲にいるということになり、自分の考えや理想が裏切られる機会も



JCOPY 498-14826

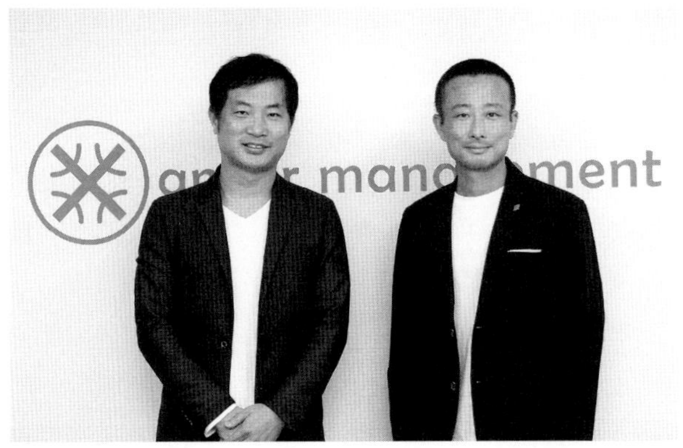

左：梅岡氏、右：安藤氏

増えるということでもあります。もちろん多様化が進むこと自体は社会にとって良いことなのですけどね。私たち日本人は多様性のある社会にまだ慣れていないのだと思います。

## 怒りやすい人は人権意識も低い

梅岡：「アンガーマネジメント」という言葉はメディアでもよく取り上げられるようになりました。私は医療業界にこそ、この概念が必要ではないかと考えています。

　といいますのも、過重労働や睡眠不足などで、クリニックに来院する患者さんの多くは苛立っていますし、対するドクター側も疲弊している状況です。看護師や患者さんといった周囲の方々に対してカリカリしていて、院内の誰もがすごく疲れているという印象です。

安藤：患者さんには感情的なパラドックスが存在します。本来、怒っている人はそうでない人と比べて体の修復機能が落ちてしまいますから、体の悪い人は穏やかにしていたほうが良いはずです。しかし体を悪くしていることで怒りっぽくなっている、だからよけいに体が悪くなる……という悪循環に陥っています。

それに、患者さんは体が悪いというストレスを抱えています。そのストレスをどうにか発散したくなったときにどうするか。いちばん手っ取り早い方法は人に当たることなんですね。そして看護師さんやお医者さんは言い返してこない存在だと思われているので、その対象にされやすいのです。

梅岡：まさにそうですね。

安藤：私たちはカスタマーハラスメント撲滅を目指す活動を行っています。日本ではカスタマーのことを「お客様」「患者様」と呼ぶことがありますが、「様」をつけた時点でカスタマーのほうが立場が上のような感覚になります。人と人同士、お互い対等であるはずなのに、神様が命令しているのだからとにかく言いなりになりなさい、という感覚をお持ちの方が残念ながら多いのですね。医療が接客業であるかぎり、このあたりはなかなか難しいですが。

梅岡：「お金を払っているから」という意識からなのか、患者さんから横暴な要求をされるケースもあります。

安藤：海外では、店員と客は対等な立場です。患者とドクター、患者と看護師も「たまたまその場に居合わせた一人ひとりの人間」であり、対等な立場です。人権意識があればなおさら上からものを言えないはずなのですが、そのあたりの人権意識も日本人には欠如しているのだろうと思います。最近、日本では人権について様々なところで言われるようになってきていますが、そういうことが根本にあるように思います。

梅岡：なるほど。

安藤：私は製薬会社さんで講演の予定があるのですが、そのテーマが「人権啓発」です。日本アンガーマネジメント協会の私が



JCOPY 498-14826

なぜ人権問題の講演を依頼されるかというと、人権意識がある人は他人に対してめちゃくちゃな怒りかた、上から押さえつけるような怒りかたや、ハラスメント的な怒りかたをするようなことは絶対にしないからなのです。

梅岡：たしかにそうですね。

安藤：ですから、横暴な怒りかたをする人は人権意識も低いのだと思います。とはいえ、現場で怒っているお客さんに対して「人権意識を高めてください」と言えるかというと、なかなかそうはいきませんね。現実的には、怒りっぽい患者さん、あるいはそういうギスギスしがちな環境の中でどのように身を守りながら働くか、という現実的な対処が必要です。

## 怒りのメカニズムと対処法

梅岡：医療現場は人の命を支える場所ですから、どうしてもストレスフルな環境になりがちです。スタッフに対しても、そんなつもりはなくてもついついキツい口調になってしまうことがあります。ただでさえそのような衝突が起きやすい環境にあることに加えて、安藤先生も仰ったように、患者さんには自分の不調をちゃんとわかってほしいという訴えがあって、それがわかってもらえないとまた衝突が生じてしまう。クリニックをはじめとする医療機関は、特に怒りが生じやすい環境だと考えてよろしいでしょうか。

安藤：怒りが生まれる仕組みを説明するとき、私はよくライターにたとえて説明します。ライターはバチッと火花を散らして、ガスを送って、そうやって炎を燃やすわけですよね。この場合、炎が怒りです。先ほど「○○すべき」が裏切られると怒りになるという話をしましたが、自分が信じている「○○すべき」が裏切られたとき、まず怒りの火花が散ります。その時、マイナスの感情やマイナスの状態があると、それがガスとして作用して一気に燃えるのです。ここでいうマイナスの感情とは不安や心配、焦りといったもので、マイナスの状態とは疲れとか寝不足とか、それこそ本当に体が悪い、といったものです。

梅岡：クリニックや病院にはまさにそういう方々が患者さんとして来ていますからね。

安藤：それに加えて働いている方々もストレスフルな状況にあるので、その分ガスをたくさん蓄えていることになります。

例えば、「仕事はこうするべき」と共通認識があったとして、それが裏切られることで非常に腹が立つときもあれば、あまり気にならないときもありますよね。その違いは一体なにかというと、ガスがたくさんあるかないかの違いなのです。

ですから、皆が気分よく働いているときに「報告すべき」という共通認識が裏切られたとしても、皆の機嫌がよければ「次はちゃんと報告してね」でおしまいになるのですが、すごく疲れている時、体の状態が悪い時、不安だったり焦っている時などは「なんで報告しないんだ！」となってしまうのですね。

梅岡：同じ事象があったとしても、それに対しての意味づけは感情や状態に左右されてしまうのですね。

安藤：はい、非常に影響されてしまいます。ですから怒りを大きくしないための方法は、現実的には二つしかありません。

「○○すべき」が裏切られる回数を減らすか、マイナスの感情・状態を小さくするか、そのどちらかです。アンガーマネジメントを続けていけばそのいずれも可能になりますから、あとはそれをどこまで練習できるかですね。例えば、梅岡先生はトライアスロンをされていますよね。

梅岡：はい。

安藤：最初からは無理だと思いながらも少しずつ始めて、でもやっているうちに徐々にできるようになる。

私も最近、走ることを始めました。絶対に走れないと思っていましたが、今では 10km ぐらい走れるようになってきました。走り続ければ何とかなるものですし、アンガーマネジメントも似たようなものですね。技術ですから上手い下手の差は当然出てきますが、基本的にはやれば誰でもある程度はできるようになります。

## アンガーマネジメントがもたらすもの

梅岡：アンガーマネジメントを実践するためのテクニックについてはご著書に書かれていますよね。

安藤：テクニックはもちろんありますが、最も大事なのは考え方です。私がアンガーマネジメントによって得た大きなメリットが二つあります。

一つは「自分と違う」が平気になったことです。自分と違う人たちがいても、自分と違う考え方があってもまったく気にならなくなり、「それはそれ」と思えるようになりました。

もう一つが優先順位づけです。これができるようになると、自分が本当にやらなければいけないことだけに集中できるようになります。多くの人はやらなくてよい余計なことまでたくさんやっているので、そこで疲れてしまうのです。

梅岡：後者について、もう少し詳しくお伺いできますか。

安藤：例えば、テレビで自分の生活に全く関係のないニュースを観て怒っているような人のことを考えてみてください。そんなことで怒って疲れているぐらいだったら、他のやるべきことをやったほうが成果も上がるのに……と思いませんか。

本来、自分が関わらなければいけないことというのは非常に限られているはずなのですが、現代は情報量が非常に多いので、様々なことに関わってしまい、そこで勝手に怒って疲れているのですね。一人の人間ができることなんてたかが知れていますし、疲れてしまったらエネルギーを他のことに向けられません。その限られたリソースをどこに投入できるかをよく考えるべきですし、関係のないことで怒っていたら集中できません。

## 医療現場のアンガーマネジメント

梅岡: 逆に、医療に携わる方々は実はけっこう世間が狭くて、様々な情報に触れて怒るというよりも、対患者さん、対スタッフという狭い世界の中でのことがうまくいかずに怒っているように思います。医療業界で働く皆さんがより健康になって、そして患者さんにより安心、安全な医療を提供できる環境を構築できるようになるためには、医療者はアンガーマネジメントをどのような形で受容していけばよいのでしょうか。

安藤: 先ほど述べたように「1 対 1 の人間同士である」というところに立ち返らないと、どんどん疲弊してしまいます。今回の新型コロナウイルス感染症をはじめ様々な問題やストレスがあるなかで、医療従事者の方々は頑張って働いておられます。しかし一方で、自分の人生や自分の生活もあるわけですよね。本来、まずは一人の人間であることが先にあって、そして医療従事者であることが後にあるはずなのですが、医療従事者であることが優先されて自分の人生や生活が後手に回ってしまうとすごくストレスを感じてしまいます。

ですから、「皆が一人ひとりの人間であり、それぞれ感情を持っている、だからぶつかることもあるけれども、その前提のなかでお互い気持ちよく働いたりサービスを提供するためにはどうすればよいだろうか」ということを考えていくことです。そうしないと疲弊してマイナスの感情のガスがたまり続けてしまいます。現場で働いている方は「そうは言っても……」と思われるかもしれませんが、だからこそアンガーマネジメントを覚えて頂きたいです。

医療現場の方々がアンガーマネジメントを習得することのメリットの一つは、怒っている人と向き合っても平気になるということです。これはかなり大きなことです。怒っている人というのは、言ってみればこちらに石を投げてくる人のようなものです。アンガーマネジメントを知らないと、その人に向かって、自分に的を描いて「投げてください」という状態で向きあってしまいますが、アンガーマネジメントを知っていればその石をキャッチするのもうまくなりますし、避けるのも上手になります。

梅岡：私自身、昔に比べたら怒る機会はかなり減ったと思うのですが、それでもやはり患者さんに自分の治療方針を否定されたり、「あっちの病院のほうがいい」と言われたりすると、やはりムッとしてしまいます。アンガーマネジメントを学ぶとそういうことがなくなるのでしょうか。

安藤：自分が一人の人間であることと、それから医療従事者であるということ、それらが全て一体になってしまうと、自分の発言が違うと言われた瞬間「自分が否定された」ということになってしまいます。「自分が医療従事者として発言をしていることと、私の人格は別」のように線が引けるかどうか。これは大きいです。

私自身、アンガーマネジメントを通じて様々なことを発信していますが、それによって様々なことを言われます。本もたくさん書いていますが、Amazon で否定的なレビューを書かれることもあります。でもそれが全く気にならないのは、「私と作品は別」と線を引いているからです。そこに明確な線があります。もちろん、本に書かれていることは私が言っていることであり私の考えではあるのですが、それに対して何か言われたからといって私が否定されることにはなりません。

梅岡：では例えば、安藤さん自身の人格を否定されるようなことを言われた場合はどうでしょう？

安藤：そういうことを言う人は私自身のことについて何も知らないので、その人に何を言われたとしても別に気にはなりません。

梅岡：なるほど。しかし医療従事者の場合、診察や説明が不十分だと否定してくる患者さんやその家族とは、長期間密に関わっている場合もあります。「医者として本当に人のために役立とうとしているのか！？」と、医師である自分を根底から否定するような発言をされる方々もいます。そういった方々とは付き合いが長く、かつ主治医と患者さんの関係なのである程度の関係性をもっています。患者さんも人間ですからいつかはお亡くなりになるものなのですが、お亡くなりになったときにご家族からそのようなことを言われてしまう場面は、医療者にはよくあると思います。

安藤：だれかが自分に怒りをぶつけてきたとして、それに関して嫌な思いをしたり、落ち込むことはもちろんあります。私は誰かに怒られても別に気にはなりませんが、では全く嫌な気持ちにならないかというと、そんなことはありません。

梅岡：ただ、それを小さくすることはできるということですか。

安藤：そうですね。それはそれとして、そこで立場が分けられるかどうかです。「いま自分は医師としての立場から医療倫理をもとに発言しています」というところから降りて一人の人間に戻ることができないと、嫌な気持ちをずっと引きずってしまい、病院の中であったことを外にまで持ち出してしまうことになります。お医者さんだけではなく、あらゆる職種の人たちが、職場であったことを職場の中でおしまいにすることができればよいのですが、職場以外の場所に持って帰ってしまうのですね。

梅岡：いやぁ、持って帰ってしまいますね（笑）。

安藤：私たちは「怒りの連鎖を断ち切ろう」というスローガンを掲げています。例えば会社で怒られた人がどうするかというと、家にそれを持ち帰ってパートナーなどに当たってしまうのですね。そうすると、その人は子どもに当たり、その子どもは学校に行って弱い子をいじめる。いじめられた子はそれを家庭に持ち帰って、今度は自分の親に当たる。当てられた親は社会に出ていって、店員さんや看護師さん、お医者さんに当たる……。つまり、看護師さんやお医者さんに怒っている人というのは、たしかにその場で怒ってはいるのですが、その怒りは実は全く別のところからきているのかもしれませ

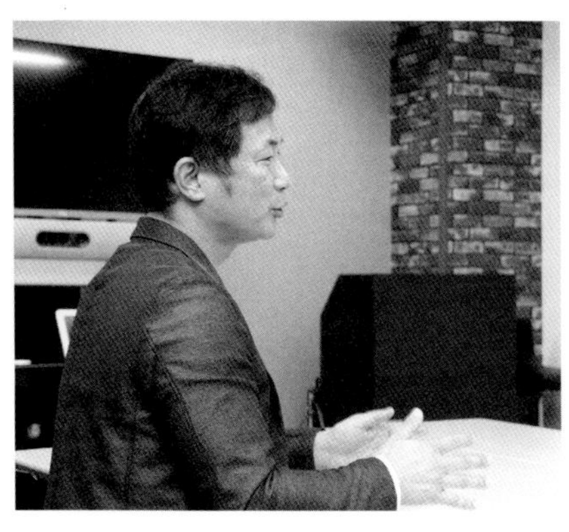

ん。いま自分が怒りの発露を向けられているけれど、その怒りはたまたま外に出ているだけであって、本当の怒りの芽は別のところにあるかもしれない。そのような怒りの理屈がわかってくると「まあ、いいか」と思えるようになります。

## ストレス耐性

梅岡: 医療機関で実際にアンガーマネジメントを始める時、まず最初にストレス耐性をつけるのがよいでしょうか。

安藤: そうですね。ストレス耐性が上がることと、多様な価値観を受け入れられるようになること、この2つは医療従事者にとっても大きなメリットになると思います。

梅岡: 実際の診療現場では、9割以上の方とお互いわかり合えているように思えても、それ以外のごくわずかなわかり合えない方の印象が強く残ってしまって、その1〜2人に引っ張られて家に帰ってからも悶々としてしまうケースが多いように思います。

安藤: 99人と仲良くできても、仲良くできない残りの1人に引っ張られてしまうのは非常にもったいないことですね。

梅岡: 医師には患者の求めに応じなければならない応召義務が医師

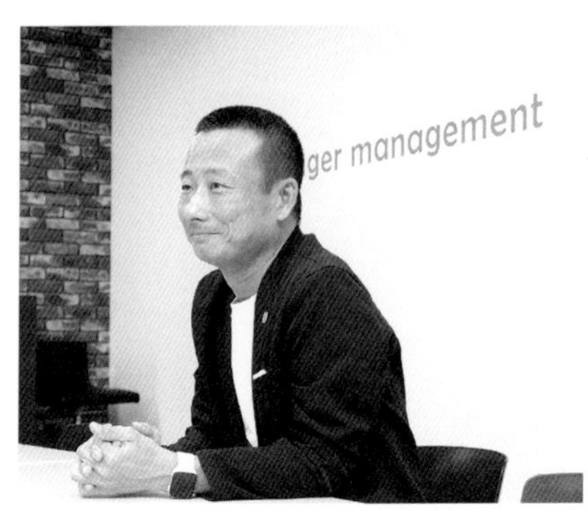




JCOPY 498-14826

法で定められているので、患者さんの診察は拒否できません。正直、好きな患者さんとだけ付き合えたらいいなと思いながら、やって来た患者さんは診ないわけにはいきません。我々はそのような立場ですので、やはりストレス耐性というのは大事ですね。

安藤：白衣を着脱するのと一緒に、医療従事者としての立場を着脱できるようになるとよいですね。病院で起きたことを家に持ち帰らないことがまずは大事です。

梅岡：負の連鎖を断ち切るということですよね。たしかに、そのストレスを家でぶつけるわけにはいきませんからね（笑）。

## 「不機嫌な人」を黙認しない

安藤：それから非常に大事なのは、怒っている人というのは、基本的に自分が攻撃をされたと思っているということです。怒りとは防衛感情であり、怒っている人にとって怒りとは先制攻撃ではなくて防衛反応なのですね。ですから、「この人は何を攻撃されたと思っているんだろう」と考えられるようになるとものの見方が変わりますね。

梅岡：先生の本にも怒りは防衛反応と書かれていましたね。しかし、外来で怒っている方がいると、ついつい、こちらも浮き足立ってしまって、なかなかそのように冷静になれません。

安藤：怒りというのは非常に伝播しやすい感情です。SNSなどもそうなのですが、怒りという感情は最も拡散しやすいのです。ですから怒っている人には基本的に近寄らないほうがよいのですが、医療従事者は近寄らないわけにもいかないので、そうするとやはり怒りに対する耐性を上げておくのがよいのでしょうね。耐性が高ければ、怒っている人がそばにいたとしても怒りが伝染しづらくなります。

梅岡：耐性が低い場合、例えば院長が部下に対して怒りをぶつけると、その怒りが伝播して現場の看護師から患者さんに伝染し、そして患者さんは院長に怒りをぶつける、という可能性もあるわけですね。

安藤：それもありえますし、怒りが看護師さん同士で拡がって職場の人間関係が悪くなっていく、ということもありえるわけです。ナースステーションで一人の看護師さんがイライラしていたら、そのイライラはあっという間に皆に伝染しますからね。怒りというものはそれほどに伝染しやすいものなので、だからこそまずは仕組みを理解することが必要です。怒りそのものを持たないということはできないので、怒りについて理解し、怒りに対する耐性を上げていくことでストレスを今より減らすことができるのではないかと思います。

梅岡：仮に十人の組織があったとすると、一人か二人はそのような傾向のスタッフがいることがあります。常にイライラしているような人に対して、われわれはどのように接していけばよいのでしょうか。

安藤：不機嫌な人の目的が何かというと、それは周りをコントロールすることです。不機嫌な人が常にいる組織や場所がありますが、なぜその人が不機嫌でい続けられるかというと、それは周囲が不機嫌でい続けることを黙認してしまっているためです。ですから「この場所ではあなたが不機嫌になっても通用しないよ」という雰囲気を作らないと、ずっと不機嫌でい続けられてしまいます。いわゆるイネーブラー (Enabler) と同じですね。イネーブラーというのは、例えばアルコール中毒患者を助けるふりをして、実は結果的に中毒を助けてしまっているようなまわりの人たちのことです。

梅岡：なるほど。

安藤：触るのが面倒くさい人を放っておいてもろくなことがありません。そのままにしておくと、「面倒くささ」が加速してしまいますから、放っておいてはいけないのです。

梅岡：では、どのような形でそういった人々と関わるのがよいのでしょうか。

安藤：そういう人が不機嫌によって周囲をコントロールしようとした瞬間、「それはだめだよ」「それは通用しない」と指摘していくことです。そういう人には言わないとわかりませんから。

梅岡：具体的に「あなたのこの態度は私にはこう感じるから、その点については少し直してほしい」とかでしょうか。

安藤：「もし言いたいことがあるんだったら言って。言わないのだったらもうそこには関わらないよ」という感じですね。

梅岡：それはスタッフであっても患者さんであっても一緒でしょうか。

安藤：基本は同じです。

梅岡：わかりました。先ほど「様」とついた瞬間から患者さんが神様になってしまうのだというお話がありましたが、本来それは認めるべきではなく、しかしそれで通ってしまっているのは周りがそれをよしとしてしまっているからなので、「患者様であってもこれはやってはいけません」とアプローチしなければいけないということですね。

安藤：カスタマーハラスメント問題に関しては希望的な観測もあります。ある労働組合の調査によると、いわゆるカスタマーハラスメントをやっている人の9割が男性で、うち7割が40歳代以上でした。つまり、「俺様の言うことが聞けないのか」と病院やお店で騒いでいる人の大半は40歳代以上のおじさんなのです。おそらく「お客様は神様です」という言葉を知っている世代なのでしょうね。

梅岡：そういう教育を受けてきた世代ということですね。

安藤：私たち昭和世代とちがって、いまの若い人にはそのような感覚があまりありません。ですから、私たちの世代がいなくなるとこういう人たちもいなくなるのではと思います（笑）。

梅岡：昭和のおじさんがいちばんやっかいなのですね（笑）。

## 異なる意見を受け止める

安藤：いまは社会が分断化されていると言われていますが、私が警戒しているのは、「論破する人が偉い」という考え方です。論破というのは、本来やってはいけないことなんです。論破というのは相手を受け入れずに倒すことですから、それを現実社会でやってしまうと非常に揉めることになります。本来やらなければいけないことは相手を論破することではなく、違いを受け入れた上で理解することです。アンガーマネジメントを身につければそれを実行しやすくなるので、「自分と違う」人が平気になります。むしろ「自分と違う」人がいてくれないと視野が偏ってしまいますから、そこが受け入れられさえすれば人間関係はもっと楽になると思います。

梅岡：たしかに、論破することには意味がありませんね。

安藤：エンターテイメントで楽しむ分にはよいのですけどね。

梅岡：でも、会社の会議でそれをやってしまうと仕事になりませんよね。感情論にもなってしまいますし。

安藤：そういう人がいると、会議の場では言わせるけれどその人の意見は反映しない、といったような面倒くさい話になってきます（笑）。その人もそれを薄々知っているので、より強く出てしまうと。だからそういう人を放っておいてはだめなのですよね。



JCOPY 498-14826

梅岡：時々、Facebookで友だちになった人が世間のニュースなどに対して私とは全く違った意見を言って怒っていることがあります。私はそういったものをあまり見たくないので友だちから外したりすることもあるのですが、私は自分とは違うそのような方を受け入れたほうがよいのでしょうか。

安藤：受け入れるというよりも、違う意見があるとみるだけでよいと思います。同意はしないでよいのですが、そういう人がいても不思議ではないと考えるようにします。

梅岡：なかなか難しいですね。そういう人の発言を多く見ているうちに、日本人の考え方のレベルが下がってきたのではないか、昔の日本だったらこんなことはなかったのにな、と思うとすごく気になってしまって……。自分の子供が育つ日本の将来を考えたとき、このような考え方は正さなければならないのではないか、といった危機感さえ感じてしまいます。そういったものにあまり距離を置けない自分、感情的になる自分に気付かされます。

安藤：現代のインターネットにはフィルターバブルというものが存在しています。また、自分の見ているものが自分の趣味嗜好に合わせられていって、嗜好がより先鋭化されていくエコー

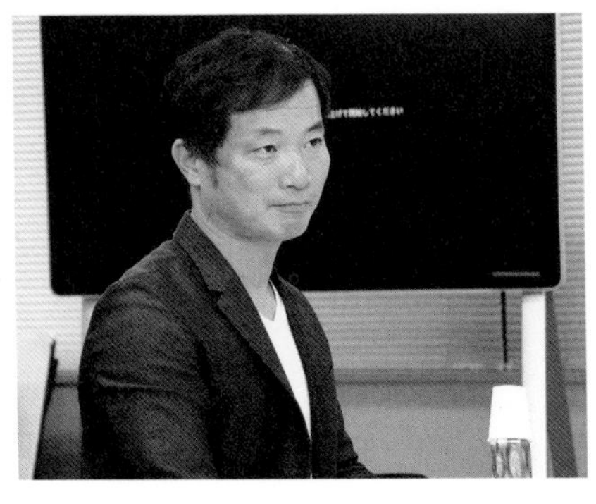

チェンバー現象もネットの世界では非常に強いと言われています。

でも、私はわりと楽観的にみていて、いまの若い人たちは、私たちよりうまく社会をつくるのではないかなと期待しています。私が理解できないことや同意できないことは世の中にいくらでもありますが、これからは若い人たちが自分たちの生きる社会を作っていくのだから、むしろおじさんは口を出さないほうが良いだろうなと思いながら見ています。

## 医師自身の怒りをどう処理するか

梅岡：ドクターという人種はなまじ優秀なこと、また、自分自身が周囲からレベルの高いものを要求されるということもあって、部下やスタッフに対してもかなり高いレベルを要求しがちです。期待値が高いのですね。ゆえに出てきたものとのギャップに怒ってしまう、ということがよくあります。期待を裏切られたときに怒りが生じるのだというお話を先ほど伺いましたが、あまり高いレベルを期待するのは良くないのでしょうか。

安藤：先ほど、ライターの例え話をしたとき、怒りを大きくしない

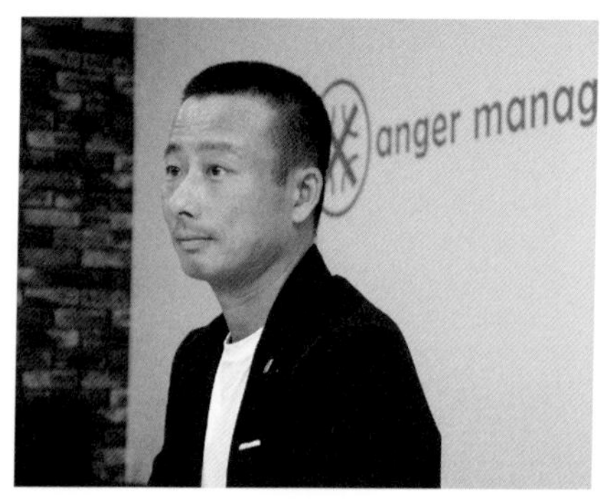



JCOPY 498-14826

方法は「○○すべき」が裏切られる回数を減らすこと、マイナスな感情の状態を小さくすること、その二つしかないと言いました。

「○○すべき」が裏切られる回数を減らすためには、期待値を下げることも一つの方法なのですが、下げなくてよい期待値もありますよね。これは絶対譲れないと思うものに関しては期待値を下げるべきではありません。ですから期待値を下げてよいものと上げなければいけないもののメリハリをつけることで、これが上手にできないと疲れてしまいます。こだわらなければいけないので絶対に下げてはいけない期待値と、期待値を下げてもよいどうでもよいもの、その二つが上手に分けられるようになると大概のことは大体どうでもよくなりますよ（笑）。

梅岡：(笑)。そこをきちんと分けないといけないのですね。

安藤：世の中の怒りっぽい人というのは、あらゆることに対して期待値をすごく高く設定してしまっているのですね。

梅岡：本書は開業医の院長先生が多く読まれると思います。院長先生の期待値は、やはりスタッフに対してになると思いますが、スタッフに対して厳しい院長先生は多いですよね（笑）。外部スタッフを次々とクビにするような方もいますし、オールラウンダーの事務長さんを求める開業医の先生も多いです。でも、全部できる人なんてなかなかいないのが実情です。

安藤：当たり前の話ですが、そもそも自分より優秀な人は自分の下には絶対来ませんからね。自分より優秀な人が自分に使われるわけがありません。……これはお医者さんの話というよりも経営の話になってきますが。

梅岡：アンガーマネジメントは経営にも通じてきますね。部下にすべてを求めることはできないと思いますので、院長先生はそ

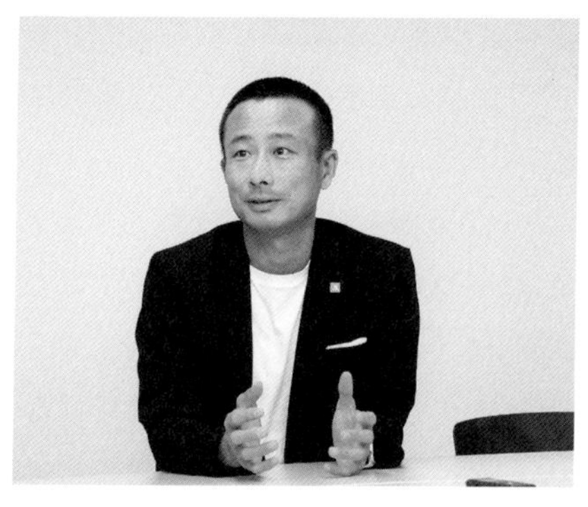

のあたりの切り分けを意識したほうがよさそうです。譲れないところがどこなのかを明確にすれば部下の側としてもやりやすいでしょうし、もっと頑張ってくれるように思います。

安藤：期待値を下げるためにはどうすればよいかというと、例えば減点主義ではなく、加点主義でみていくのも一つのやりかたです。「何ができていない」をみつけるのがうまい人ほど疲れてしまうものですが、お医者さんは優秀なのでそれをたくさんみつけてしまうのでしょうね。

梅岡：診断するために問題点を探すのがドクターの仕事ですからね(笑)。

安藤：(笑)。アンガーマネジメントの根本にあるのは解決志向です。「何がダメか」ではなく、「どうすれば良くなるか」だけを考えるのです。

逆に、お医者さんの考え方は原因志向なのだと思います。ですから、患者さんに向かうときの考え方と、ご自身が開業医として医院をマネジメントするときの考え方は、少し変えなければいけないことになります。お医者さんは徹底して原因志向で物事を考えることに慣れているでしょうから、その切り替えはなかなか難しいとは思います。


JCOPY 498-14826

梅岡：解決志向に切り替えるためのコツはありますか。

安藤：一切過去を訊かないこと、原因を考えないことです。

梅岡：過去を訊かない……それはすごいですね。

安藤：私たちがアンガーマネジメントのカウンセリングを行う時、「なぜそうなってしまったのですか」という原因は基本的に訊きません。「これからどうしたいですか」、「どうなりたいですか」、「ではその理想と現在との間のギャップをどうやったら埋められますか」ということだけを訊いて、そこから一緒に考えていきます。

梅岡：大抵のネガティブなことに対しては、「原因を特定してそれを潰していくことこそが問題解決につながる」という原因志向の考え方になりがちですが、そうやって原因ばかりを追究していくとどんどん暗くなってしまいます。もちろんそれもやらなければいけないことではあるのですが、解決志向で考えたほうがうまくいくような気がしてきました。

安藤：ものにもよりますけどね。AがあったからBになった、という因果関係が確実にわかっているのであればAを潰せばよいのですが、必ずしもAだからBになったというわけではないものも世の中にはたくさんあります。怒りの感情が絡む場合もそうですし、人間関係もそうですよね。「親がこうだったから自分がこうなった」ということが万人に当てはまるかといったら、必ずしもそんなことはありません。ですから親御さんのことや生育環境をいくら詳しく訊いたところでその原因自体は変えられませんし、取り除いたところで特に意味がなかったりもします。ですから「それはそれとして、この問題をどうしようか」という解決志向が大事になるのです。

梅岡：奥が深いですね。アンガーマネジメントを皆が学べば日本は明るい社会になるのではと思いました。

安藤：もう少しのんびりできる社会になると思います（笑）。

## ニュースやSNSとの付き合い方

梅岡：一般的に、現代人はいつもピリピリしていますよね。

安藤：現代人は考えなければいけないことと、判断しなければいけないことが多すぎるのです。現代人は一日に処理できる情報量がキャパシティオーバーしている状態だと思います。

梅岡：今はスマホを開けば様々な情報が流れてきますからね。SNSやニュースなど……。そういったものを上手に処理していくには、どうすればよいのでしょうか。

安藤：私は、基本的にニュースやSNSなどはほとんど見ません。仕事上、世の中の人が何に怒っているか知らなければいけないのでYahoo！ニュースのコメント欄などはよく見ているのですが。

梅岡：あれを見ていると腹が立ってきませんか（笑）。

安藤：私は平気ですが、普通の人にはお勧めしません（笑）。

梅岡：先生はTwitterのアカウントもお持ちですが、他の方が代理で更新しているのですか？

安藤：私は単につぶやくだけで、自分がどのくらいリツイートされているとかお気に入りになっているとか、そういうことは把握していません。

梅岡：なるほど。Yahoo! ニュースもTwitterも、怒りのコメントやマウントの取り合いのようなことが多いですからね。

安藤：最近はYahoo! ニュースも対策を講じましたね。違反コメントが増えた場合は、そのニュースのコメントがみられなくなるようになりました。怒りというのはエンターテイメントなので、皆さん「怒りたくない」とは言いつつも、自分が腹立たしいと思うものをわざわざ見にいってしまいます。それは


JCOPY 498-14826

怒りというものが手軽に消費できる安近短のエンターテイメントだからです。ですから、もし皆が豊かで、時間とお金があったとしら、Yahoo！コメントなんて書いたり読んだりしないで旅行にでも出かけると思います。でも、皆お金がないし、忙しいと言いながらも手元にはスマホがあるので、とりあえずそこで憂さを晴らそうとするのでしょうね。

梅岡：ワイドショーの内容も怒りたくなるものばかりですものね。

安藤：ほっこりする話よりも人が怒るものを流したほうが視聴率が取れる、とテレビ局もわかっているので、あえてやっているのでしょう。今の日本人はいわゆるルサンチマンが非常に強いですからね。

## おわりに

梅岡：医療業界は離職率の高い業界です。クリニックでは、3年ほど務めて辞めてしまう人が非常に多いです。せっかく人材として育ってきていたメンバーが辞めてしまうのはもったいないですが、その理由の多くは院長のマネジメント不足やスタッフとの関係性がうまく構築できていないからではないかと思います。そういった組織がアンガーマネジメントの概念をうまく取り入れることができれば、より人の育つ組織になるのではないかと思います。先生のお話を伺ってみて、そのようなことを感じました。

安藤：医療業界に近い介護業界の方々も、やはり離職率の高さには非常に悩んでいます。最大の離職理由は給料ではなく、実は人間関係なのですね。医療業界と同じように利用者さんからきつく当たられることが多いので、職員の人間関係があっという間にギスギスしてしまうのです。しかし、施設長さんのような立場の方がアンガーマネジメントを勉強してマネジメントするようになってからは離職率が下がった、というケースがよくあります。

梅岡：医療業界のスタッフは患者さんから感謝の言葉をもらえたりもするのですが、認知症の方々などを相手にする介護業界の方々はストレスが溜まりやすいようですね。

安藤：そうですね。

梅岡：クリニックの院長先生というのは、傍から見ると好きな仕事をしていて、経済的にも成功していて、病院勤務よりも余暇もあるように見えると思います。しかし多くのクリニックはストレスのある職場環境でもあるので、先生が仰ったようにまずは人間関係を良くしていかないと、たとえ経済的にうまくいっていたとしても何かしっくりこないのではないかと思います。

今回は忙しいドクターの先生でも実践しやすいストレス耐性や期待値のお話を伺いましたので、このあたりのことから徐々にアンガーマネジメントを実践していくことで、様々なことが変わっていくのではないかと思います。安藤先生、本日はどうもありがとうございました。

安藤：ありがとうございました。

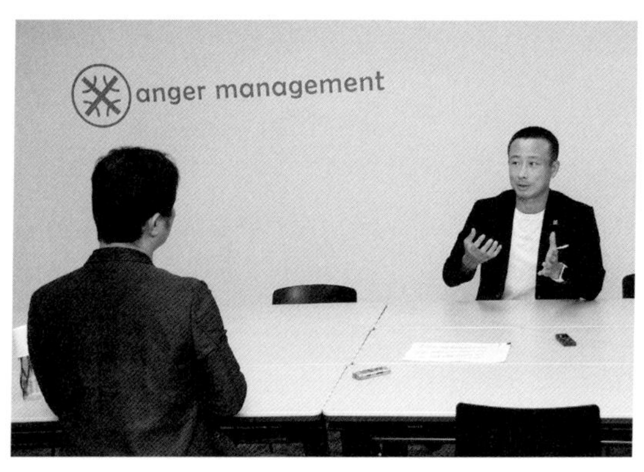




JCOPY 498-14826

休憩室

# 現場の声③：Ｙさんの場合

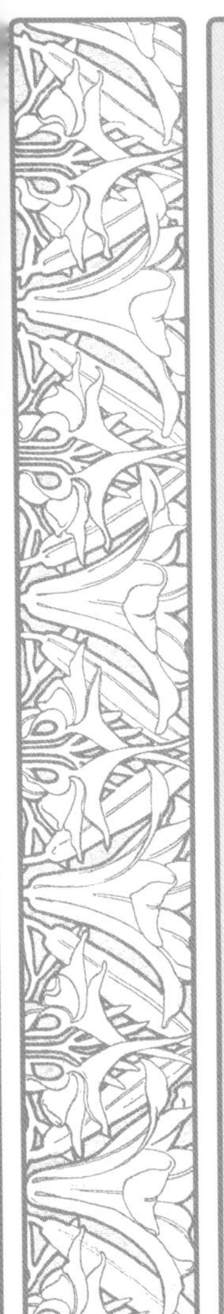

開院当初の理事長は、ご自分のことは全くお話しにならず、無口なドクターを装っていたように思います。その頃、プライベートを大事にされていて、診察時間を延長しない理由を伺ったら、早く終えてプライベートの時間を確保したいからとのことでした。

開院からしばらくしてからの約１年は、月に一度スタッフと交流を図るという名目で食事会（ランチ）をしたのですが、これもイヤイヤ出席されていたのだと思います。ただ黙々と食事して帰る、という感じでした。

今は家族との時間を大切にしながらも、クリニック経営に意識を傾けているように思います。あるスタッフが､「クリニック（診療）のことも考えてください」と意見を言うと､「医師としてだけではなく、経営者としてもやらなければならないことがたくさんあるんです！」と叱咤された思い出もあります。

開院してすぐは、スタッフに任せてくださっていた部分が多かったように感じますが､2院目ができた頃から、スタッフを守らなくてはいけないという気持ちが強くなったのか、細かいことまで指導するようになったように感じました。

理事長の代わりに診察に入っていただける医師の先生が入職されてからは、ご自分がいろいろなセミナーに参加できるようになり、気持ちの変化があったのではない

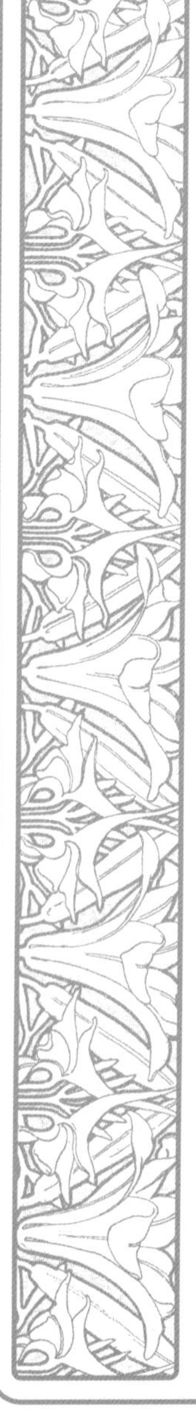

かと感じました。きっと、医療以外に経営戦略などを学ぶことが楽しかったのではないでしょうか。その中で、「人に任す」「感情を表す」などを学ばれたのではないかとも思います。少しずつ自分のわからないことや不得意な分野は、スタッフに任せるようになりました。

それでも当時の理事長は、ダメ出しをしても何がダメなのかをはっきりと言いません。スタッフには自分で考えて行動することを求めていたのだと思います。例えば、忙しい診察中にその患者さんの電子カルテが開けなかったり、薬の処方を間違えたりすると机を指でトントンとされるだけで、何がいけないのか、どうして欲しいのかなど何も言いません。そこには威圧感があるのみで、それがすごく脅威でした。

また、診察室で患者さんに聞こえないようにするためでしょうか、理事長は声が小さく、滑舌も良くないので、自分の耳が悪くなったのかと思うほど内容が聞き取れませんでした。聞き返すことも怖いので、自分の憶測で行動すればしたで理事長の意に反したということで叱責されました。

現在はそのような態度は取られませんが、それでもやはり威圧感はありますので、スタッフは理事長と話す時は緊張感を持っています。そこで、スタッフたちの行動にも変化が起きたと思います。まず怒らせない、自分がどのように行動したら理事長に理解してもらえるかを考えることが大切になってきました。それが人間の防御本能なのだと思います。梅華会のスタッフは鋭い感性が必要で、日々磨かれていきます。

ですが、ご自分では良かれと思っていることが、スタッ



JCOPY 498-14826

フにとって良いとは限らないと私は思っています。相手に自分の考えや希望をはっきり言ってあげることも必要なのではないでしょうか。また、ご自分に都合悪いことは他のスタッフに言わせたり任せていると感じることがあります。スタッフは女性だけなので、考えや気持ちを伝えるという点は苦労されているのだと思います。

私が入った頃の理事長は、入職するからには難易度のある医学用語も知っていて当然と思われていましたので、それらについて教えてくださることはありませんでした。また、聞くのも怖いので、後から自分でこっそり調べていました。もちろん、医療スタッフとしての最低限の学びは必要と思いますが、新しいスタッフへは、わからないことは躊躇わないで素直に聞くようにと私は教えています。最近の理事長は、若いスタッフへ教えているようです。

また、以前は、頼まれた作業を必死で行なったとしても、それが当然のように思われているのか、行為が報われなかった失望感を味わうことがありました。一言でも感謝の気持ちを伝えることが大切で、その言葉が思いつかなった時期があったように思います。この点も今は改善されています。

理事長は、スタッフの人間的な成長も大切にされていると思います。若いスタッフには本を読むように指導されていますし、本は借りる物ではなく自分で購入して読むものという考えをお持ちです。教養を深めることは人間性を高めることにもつながるので私が理事長を尊敬している点です。

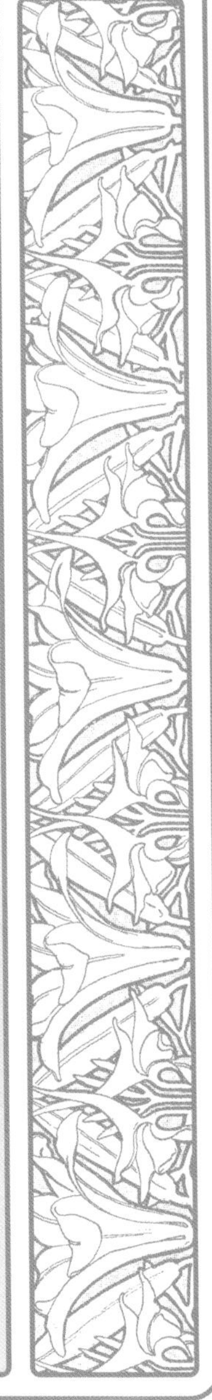

# おわりに

本書を書き進めるうちに、私は、日本のアンガーマネジメントの第一人者である安藤俊介先生に是非ともお会いしたくなりました。とてもお忙しい安藤先生ですが、私のために先生は対談という願ってもないお時間を作ってくださいました。対談はそのまま第3章に収録しました。ここでは、あとがきとして、対談の中で、特に私の心を動かしたいくつかを紹介したいと思います。

まず、一つ目は、安藤先生も私と同様、以前はすぐに怒りを周囲の人々にぶつける性格だったけれど、今はまったく違うということです。以前の先生を知っている方なのでしょうか、現在の先生の活躍に対してSNSなどを通じて、誹謗中傷が少なからずあるそうですが、そのことについて今ではまったく気にならないそうです。怒りを感じないどころか気にも止まらないそうです。その話を伺って、周囲の声に、まだイライラっと来てしまう私は「まだ、努力できるな」と感じました。

二つ目は、自分の怒りを逸らす方法として、「医師は怒っている患者さんから離れることはできない」と私が言ったときに、「患者さんが怒っているのはそこに大きな不安があるからだ」と言われたことです。この怒りは患者さんの不安の表れと捉えることで、医師である私の受け止めはずっと楽になり、その怒りに反応することなく、患者さんの不安を取ってあげることに集中できるようになるのではないかというアドバイスをくださいました。怒りを発散している人と同じ土俵に立たないことが重要と感じました。

三つ目は、どのクリニックにもいるであろうトラブルメーカーのスタッフに関することです。「そのスタッフの行為に目をつぶってはいけない」「放置することはNG」とのことでした。周囲を不愉快にし、周囲にストレスを与える行為に対しては、どうしてそういう行為をとるのかを聞く必要があると言われました。私は今まで一対一で解決しようとしていましたが、チームのことはチーム全体で話し合った方が良いとアドバイスがありました。一人の行為で周囲がどれくらい迷惑し、どれくらい傷ついているかをしっかりと本人に伝える必要があるとのことです。その上で、そういった行動を取った時の気持ちや真意を聞いてあげることで、バランスをとってあげるのが私の務めとわかりました。

これ以外にも、多くの学びがありました。お忙しい中にお時間を作ってくださった安藤先生に、この場を借りて心より御礼申し上げます。

さて、インド・ムンバイで瞑想をし、自分を客観的に見つめている時の導師のお話で、私の心に響いた言葉は「ワンネス」です。「ワンネス」とは「すべては一つである」という真理で、ワンネスでは、この世界上のありとあらゆる対立は物を分けるが故に起こっている、と考えます。男性と女性、大人と子ども、先進国と発展途上国、資本主義社会と共産主義社会というように様々なものを分けて考えるから対立し、そこに争いも起こるというわけです。

例えば、列車に乗っている時に誰かに足を踏まれたらムカっとしますね。それは自分と足を踏んだ誰かを分けて考えているからです。それが、自分の右足で自分の左足を踏んだとしたら、そこに怒りは存在しません。それは自分は一つだからで、これが「ワンネス」の考えです。このようにすべての物事を分けずに捉えると、究極的にはそこに怒りは存在しない、怒らずに済むという教えだと思います。

世界は一つなんだと捉え、「私はあなた、あなたは私」がワンネスの真理であるなら、今我々が生きている世界は、新型コロナウイルス感染症などの思いもよらないことがいくつも起きているけれど、量子力学的にも世界の調和に視点を置き、この事象は世界がさらなる協調と調和に向かって進行している過程なのだと考えると、私は心の落ち着きを少しは持てるようになるのかなと思っています。

瞑想を学んだムンバイの寺院は仏教寺院だったことから、ムンバイからの帰国後、仏教にも少し興味が湧き、仏陀のアンガーマネジメントについて書かれている、スリランカ上座仏教長老のアルボムッレ・スマナサーラ氏の『怒らないこと』(だいわ文庫) という本を読んでみました。その本の中に、怒った瞬間に身体に毒ができるという文がありました。自分が怒った瞬間に自分自身を痛めつけていることを知りなさいと書かれていたのです。この怒りが毒だという感覚は、私にもとてもよくわかります。怒ることは自分で自分の身体に毒を浴びせていると考えれば、自ずと怒ることにブレーキがかかるのではないでしょうか。

また、この本では、仏陀は怒りそのものを据え置くことが悟りだと表現しているのですが、怒りを据え置くとは、怒りという感情そのものを否定するのではなく、相手の間違いは間違いと表現することは必要で、怒りという感情で表現してはいけないということだと読み取りました。つまり、怒りという感情で表現することは、自分が正しい、自分は絶対だというある種のおごりからスタートしている行為だということです。

そして、その本の中にはサーリープッダソンシャというお釈迦様の右腕だった僧侶の話も書かれています。その話とは、サーリープッダソンシャは人並外れた知恵を持っているのに誰よりも謙虚だったと言われていたので、それを確かめようとあるバラモンが行動に出た話です。托鉢に出ていくサーリープッダソンシャをこっそりとつけていって、突然後ろからすごい勢いで殴ったのです。通常、人は殴られたら何らかの反応を示すのですが、ソンシャは、振り向くことさえせずにゆっくりと歩き続けました。申し訳なく思ったバラモンは、ソンシャに謝罪しました。すると、ソンシャは「何でしょうか？　何をしたのですか？」と聞き返しました。ソンシャは、殴られたことをただ物質が物質に触れただけのことと捉えていたのです。

これを読んで「私はここまでにはなれない。なる必要もない」と正直思いました。仏教でいう悟りは、アンガーマネジメントの究極、理想ではあるのでしょうが、怒りという感情も本来生理学的に必要性があるから、人は持ち合わせているのだと思うのです。闘争あるいは逃走としての怒りは、原始時代には必要だったのですが、ずっと安心安全になった現代では、感情に任せた怒りが時と場合を考えずに発散された場合に弊害を及ぼすのではないかと思っています。ですから、私は自分が正しいというおごりを捨て、感情に任せた突発的な怒りを表現しないよう日々努めていこうと考えています。

アンガーマネジメントの道半ばの私の話を、最後まで読んでくださったドクターの皆さまに心から感謝申し上げます。これからもドクターにとっては何かと厳しい日々が続くと思いますが、お互い上手にアンガーマネジメントしながら、一緒に乗り切っていきましょう。

最後に、今回、この本の出版を勧めてくださった中外医学社の岩松さんに改めてお礼を申し上げます。そして、忙しい業務の中で原稿を書いてくれ、日頃から私を支えてくれるスタッフたちにも心から感謝を言いたいと思います。皆の文章を読んで、手ごたえを感じたとともに、まだまだだなぁ……とさらなる精進を決意しました。ありがとう。そして、これからも同じ方向を向いて大きな志を持って仕事に全力で取り組みましょう！

医療法人社団梅華会理事長
開業医コミュニティ M.A.F 主宰
**梅岡　比俊**

〔編者略歴〕

**梅岡比俊**（うめおか　ひとし）

兵庫県芦屋市生まれ

1999 年　奈良県立医科大学卒業
2001 年　野口病院耳鼻咽喉科（別府）
2002 年　星ヶ丘厚生年金病院耳鼻咽喉科（大阪）
2004 年　耳鼻咽喉科麻生病院（札幌）
　　　　　耳鼻咽喉科認定医取得
2007 年　市立奈良病院耳鼻咽喉科
2008 年　梅岡耳鼻咽喉科クリニック開設
2011 年　医療法人梅華会理事長
　　　　　阪神西宮に分院開設
2013 年　芦屋に第三分院開設
2014 年　尼崎武庫之荘に第四分院開設
2016 年　神戸市東灘区に第五分院小児科開設
　　　　　開業医コミュニティー M.A.F 発足
2018 年　尼崎市・西宮市に第六・七分院小児科開設
　　　　　東京都豊島区東長崎に第八院
　　　　　消化器内科開設
2020 年　企業主導型託児所を西宮、尼崎、苦楽園の 3 箇所に開設
2021 年　児童発達支援スクールを西宮、尼崎の 2 箇所に開設
2022 年　児童発達支援スクール第三校を苦楽園に開設
　　　　　美容皮膚科開設

キレやすい開業医が伝える
クリニックアンガーマネジメント　©

発　行　2022 年 9 月 5 日　1 版 1 刷

編著者　梅 岡 比 俊

発行者　株式会社　中外医学社
　　　　代表取締役　青木　滋
　　　　〒 162-0805　東京都新宿区矢来町 62
　　　　電　話　(03) 3268-2701(代)
　　　　振替口座　00190-1-98814 番

印刷・製本/三和印刷(株)　< HI・YK >

ISBN978-4-498-14826-0　Printed in Japan